食べなきゃ、危険！

食卓はミネラル不足

新装版

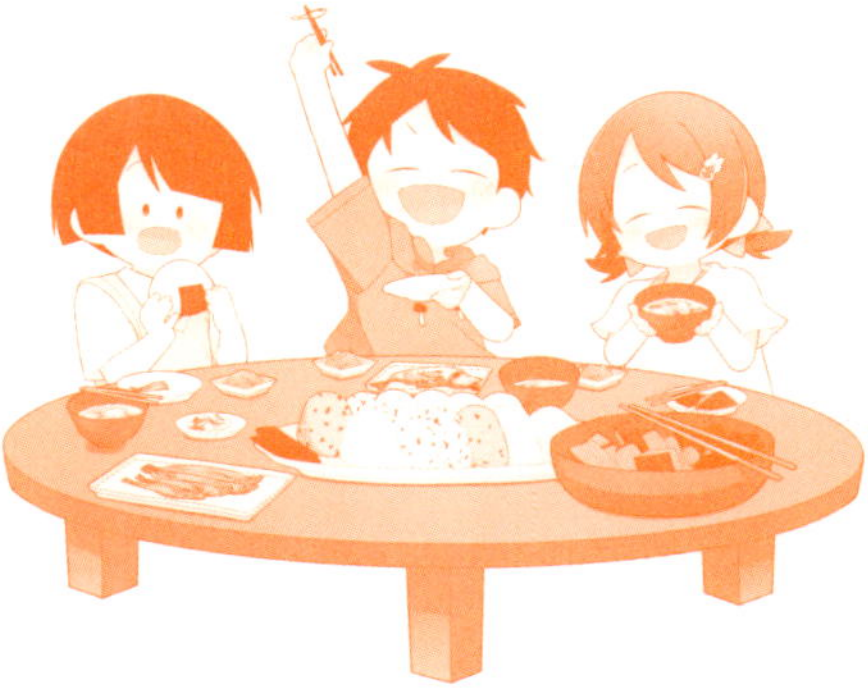

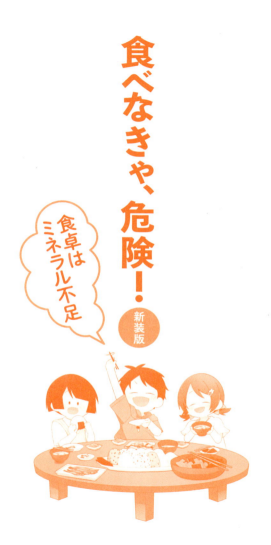

小若順一、国光美佳、食品と暮らしの安全基金・著

まえがき

本書は、ミネラル不足になる食品の実情を初めて明らかにし、ミネラルを補給すると、神経系の状態がよくなり、学校の成績が上がる理由を示しました。

食品がミネラル不足になっているおもな理由は、三つあります。

①弁当、惣菜、冷凍食品、レトルト食品などの原料に、水溶性成分とともにミネラルが溶け出た「水煮食品」がたくさん使われるようになっている。

②「リン酸塩」がたくさんの加工食品に添加され、ミネラルの吸収を阻害している。

③加工食品の原材料の大半が「精製」されて、ミネラルを抜かれている。

こうして、ミネラルの摂取量が減っているので、私たち「食品と暮らしの安全基金」は一年四カ月前から、ミネラルを補給すると病気の症状がどうなるかを調査してきました。

すると、子どもでは、発達障害、低体温、偏食が改善しただけでなく、勉強嫌いだったのに自分からすすんで勉強をするようになって成績が上がり、受かるはずがないと言われていた学校に入学できたという例が続出したのです。

こういうことがなぜ起こるのかについても、原理がわかりました。

私たちがモニターに使ってもらった天然ダシの元素分析を行なったところ、神経伝達物質を作るのに必要な六種のミネラルが入っていたのです。これらの一つが不足するだけで、神経伝達物質が足りなくなって、頭の働きが鈍くなり、混乱が起こります。それが解消されたので、子どもの症状が消え、成績が上がったと考えられます。

発達障害は、専門医に治療を受けてもほんの少ししかよくならないのが普通です。ようやく診断がつくと、「一生治りません」と言われて、「子どもを殺して、自分も死のう」と思い詰める親が少なくありません。

ところが、ミネラルを補給するだけで症状が劇的によくなるケースがあるのです。このことを見つけて軌跡を追った国光美佳さんが、子どもの名前を仮名にして、幅広い症状がよくなった事実と今後の対応方法を本書の第2、4、5章に書いています。

大人では、うつ病、糖尿病、肥満、冷え性がよくなり、肌はきれいになり、足もつらなくなりました。そして、五メートルしか歩けなかったリウマチの女性が、二カ月後にはなんと一時間も歩けるようになったのです。

こうなった原理も、補給したミネラル成分が判明し、かなり解明できています。悩んでいる症状が食事を原因として起きているケースは、食事をよくすれば症状もよくなります。

発達障害をはじめ、多くの病気の原因にミネラル不足が関与している、という「大発見」をできたのは、私が二六年前から『食品と暮らしの安全』という月刊誌を発行していて、四五〇〇人の読者が年に一万円も出して私たちを支えてくれているからです。そうした支持を背景に、ポストハーベスト農薬の全容解明、環境ホルモンの使用削減など、私たちは科学的な事実を基に数々の実績を挙げてきました。

なのに、その私がミネラル補給で病気がよくなったといった実例を『食品と暮らしの安全』に掲載したりすると、信頼が落ちはしないかという危惧もありました。

しかし、今の購読者は、私たちが出す情報を支持してくださいました。もちろん半信半疑だったと思いますが、読者のおかげで、ようやく本書にたどり着くことができました。このような経過から、本書は四五〇〇人の読者とともに作りあげられたといえます。

医師は、食事の中身について深く考察をしていません。それどころか、食事にまったく関心を持っていない医師も少なくありません。

栄養士も、食品からミネラルが抜かれていないのを前提に栄養素を計算しているだけで、食品成分表に載っていない微量ミネラルにはまったく無関心でした。

「治らない」といわれる病気を、われわれが食事の改善でよくした例を次々と見つけているのに、医師も栄養士も病気をよくできないでいるのが現状です。

そこでミネラル不足食品から被害を受けない方法を第8章に書いておきました。

かつては有害食品を『食べるな、危険！』と強調した私ですが、今はミネラルの豊富な食品を『食べなきゃ、危険！』と警告します。この提案を実行していただければ、あなたも家族も、心身の状態がいつのまにかよくなっていたことに気づくことでしょう。

その体験記をたくさん読ませていただけることを楽しみにしています。

二〇一〇年一月

食品と暮らしの安全基金

代表　小若順一

食べなきゃ、危険！◉もくじ

第3章　アスペルガー症候群がよくなった理由

第4章　発達障害、低体温が驚きの改善！

第8章 食べなきゃ、危険！
あなたもできるミネラル補給

装幀◉石川直美　本文イラスト◉おくいめぐみ

第1章

現代食品に潜む三つの〝落とし穴〟

――その食事、ミネラル足りてます?

浮かびあがる食の問題点

◉増加する病気・異常は、食が原因と疑おう

多くの人が悩んでいる肥満や糖尿病が、食事と関連していることは明らかだ。

しかし、その他の病気にも食事は関連している。特に、増加している心身の病気は、知られざる食の変化が発生原因にかかわっている、と私は考えている。

小学校では、なかなか教室に入らなかったり、入ってもすぐに飛び出したり、授業中にうろうろと歩き回ったりする子どもが増え続けている。

そのため、小学校の一年で学級崩壊する「小一プロブレム」が大きな問題になっている。教育関係者は、生徒指導によって学級崩壊を立て直そうとしているのだが、これでうまくいくのだろうか。

私は、若い親たちの食事がひどいものになっていて、子どもの身体と心に異常が生じているから、「小一プロブレム」が起きていると考えている。子どもの発達障害や学習障害の原因が、すべて食事というわけではないが、激変している食事の中身が、障害児が激増

する最大の原因と考えているわけだ。

ところが、原因を食事以外のところに見つけようとしている医師がほとんどで、栄養の専門家も食事の中身が悪くなっているところに目を向けていない。

◉「食事バランスガイド」では健康を守れない

「一日三〇品目を目標に」と、栄養の専門家たちは言っていた。

それを「食事バランスガイド」に改め、現在は「主食、主菜、副菜を基本に」「多様な食品を組み合わせる」のを基本にするとし、その施策が政府によって進められている。

簡単に言えば、野菜、イモ、豆、キノコ、海藻類などの副菜を多くとるようにすれば、栄養バランスが全体的によくなって健康になる、というわけである。

しかし、多種類の副菜を、毎日、家庭で作るのはたいへんな努力が必要だ。そこで消費者は、「食事バランスガイド」に載っている副菜を、スーパーやコンビニ、百貨店の惣菜コーナーで買い、帰って食べている。つまり、栄養の専門家と政府と食品業界が一体となって、たくさんの惣菜が売れるように仕組んでいるのだ。

こうして「日本型食生活」はかろうじて維持され、栄養の専門家たちは「健康にいい」ことをして、食の崩壊を少しは食い止めたと思っている。

しかし、「食事バランスガイド」は食品の中身を見ていない。現代の市販食品は、中身に問題があるのに、そこに目をつぶって、見かけだけの食品摂取バランスを追求している。だから、さまざまな病気を引き起こす大きな原因になっているのである。

◉現代食品の知られざる三大欠陥

現代食品には知られざる欠陥が三つある、と私は考えている。

①水煮食品の増加。

②食品添加物の「リン酸塩」を使った加工食品の増加。

③精製食品、なかでも精製油脂の使用が増加。

この三つとも、「必須微量ミネラル」がとれなくなる、という栄養問題を引き起こす。ところが、その三つが重なっているのが現代の食生活なのである。

ミネラル摂取の減少は、食の近代化が始まり、食品の精製度が高くなるにつれて深刻化したので、自然食派の人たちはそれを批判してきた。そうしても食品の精製度は高くなる一方で、ほとんどの人が「亜鉛」を必要量の半分以下しかとれなくなっている。

複数の必須微量ミネラルが不足して、子どもに発達障害が激増し、大人でも肥満、糖尿病、うつ病、その他の難病がどんどん増えている。

心身の異常が多くの人に発生しているのに、医療関係者はミネラル不足に関心がないため、「ミネラル不足」という診断が下ることはまずない。的外れな治療が行なわれた上に、入院すると、そこでもミネラル不足の食事を食べさせられるのが現状だ。

「水煮食品」が増えている——現代食品の欠陥①

◉惣菜・冷凍惣菜

ほとんどの人は知らないが、加工食品の原材料に「水煮食品」が広く使われるようになっている。

よく知られている「水煮食品」は、透明なパックにタケノコや、ゴボウ、キノコなどが入ったものか、やはり透明パック入りの「五目ご飯セット」「キノコご飯セット」ぐらいだ。

ところが、原料までたどると、数えられないほど多くの加工食品が、水煮食品を用いて製造されているのである。

トレイに盛ってパックされた惣菜や、無菌パックに入っている惣菜も、元は水煮食品で、それに、塩、醤油、砂糖、人工的な調味料で味付けしたものだ。

人件費や原材料が安い中国やベトナムで、ニンジン、イモ類、キノコ、タケノコ、豆類などの食材を買って適度な大きさにカットし、水に入れて煮た後、何度もよく洗ってから、食品添加物のリン酸塩を入れて濁るのを止め、パックして加熱殺菌されたものである。

◉弁当・給食・レストラン・居酒屋

水煮食品は、たいていは冷凍して輸入されている。それに味付けし、盛り合わせたのが弁当だ。企業や病院の給食も、原料までたどると、やはり水煮食品が多い。

外食でも、水煮食品を原料に使っている店が多く、チェーン展開しているレストランや居酒屋はほとんど、水煮食品を主要なメニューに入れている。

なかには「ワタミ」のように、ほとんどを素材から調理するところもあるが、こういう居酒屋チェーンは例外だ。

もう一つの例外は少数メニューのチェーン店で、牛丼、豚丼などしか出さない店では、ほとんどの食材を生の素材で購入し、自社工場で加工しているところが多い。

個人で営むレストランや居酒屋の場合は、水煮食品を多く使う店から、まったく使わない店まであるが、メニューを増やすために水煮食品を使う店が増えている。

◉レトルトカレー

どこの家庭でも使っているレトルトカレーは、「ルーを使って家庭で作るカレー」とは違う具が使われている。

レトルトカレーを開けると、中から肉、ジャガイモ、ニンジンが出てくる。このような形のある具材が水煮食品だ。具は、中国で適当な大きさにカットした肉や野菜を軽く煮て、冷凍したものを商社が輸入している。

その冷凍具材を、レトルトカレーのメーカーが買って、工場で水に漬けて解凍し、よく洗ったものを一つひとつパックに入れているのである。だから、すべてのパックに形のある見栄えのよい具材が入っているのだが、その具は、水溶性成分が抜けて、ミネラルが失われたものなのだ。

高いレトルトカレーほど具が多く入っているが、その具こそが栄養素を抜かれたものなのである。

レトルトカレーは、動物油脂を多く含むから、消化が悪くて胸焼けする。だから、お勧めはしないが、買うなら安いものでいい。安い商品は、ミネラルが抜かれて形だけが残っている野菜や果物を原料にあまり使っていないからだ。

◉レトルト丼・レトルトシチュー・レトルトソース

若いカップルの家庭には、包丁もまな板もない台所が増えている。多種類のレトルト食品を用意しておけば、それで食べていけるからだ。

牛丼、親子丼、玉子丼、中華丼、野菜あんかけ丼、牛すき焼き丼、マーボ丼、キノコ丼、ビーフシチュー、パスタソースと書き切れないほどのレトルト食品が売られていて、しかも、たいていは一〇〇円ほどで手に入る。

これらのレトルト食品の中には、野菜がよく目立つように入っている。その多くは、細かくカットした野菜だ。野菜を細かくカットし、それを何度も水洗いしながら異物を取り除き、色が悪くならないようにｐＨ調整剤を入れて、水煮したものだ。

だから、野菜の色は鮮やかだが、水溶性の成分は溶け出ていて、そこに含まれていたミネラルは失われている。これが、レトルト食品の中身なのである。

◉水溶性成分が溶出しても味がいい理由

水煮食品は、水溶性の成分が溶出しているので、本来ならば、味がもの足りなくなる。

ところが、食品メーカーは、化学調味料、タンパク加水分解物、酵母エキスなどの調味料で味付けしているので、消費者は栄養成分が溶出したことに気づいていない。

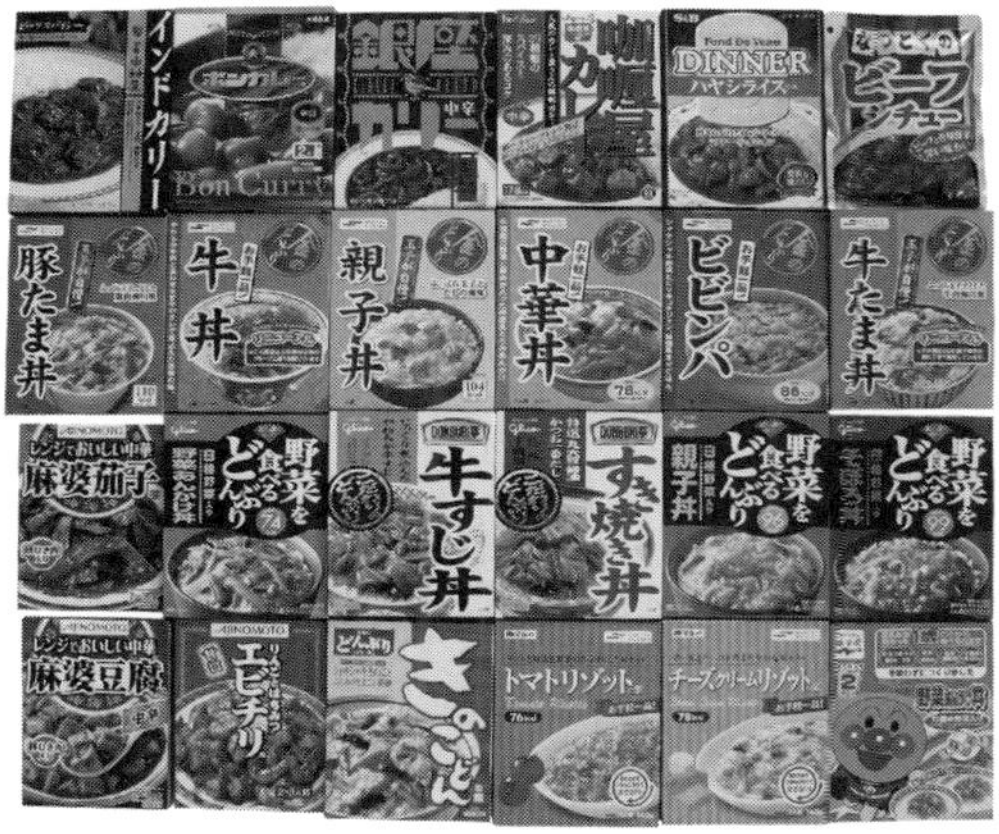

上段はスーパーの特売で98円、2段目以下は105円で購入したもの。食材の原価は20円以下のはずだから、天然のよいダシは使われていない。

人工的な調味料の価格はどんどん下がって、砂糖の価格に近づいている。だから、食品メーカーはコストを気にせずに調味料を大量に投入できる。そのため、味が薄くなった食材でも充分にうま味のある、おいしい味になっている。

しかし、人工的な調味料にミネラルはほとんど含まれていない。それで、本来なら水溶性成分に含まれていたミネラルがとれなくなっているのである。

医師がそのことに気づかないのは仕方ないが、栄養の専門家たちもほとんど問題にしていない。なぜ栄養の専門家が、水煮食品でミネラル不足になっていることを大きな問題にしないのか、私には理解できない。

ミネラル不足を起こしているもう一つの重

大要素として、食品添加物のリン酸塩が多くの食品に使われていることを、次に説明しよう。リン酸塩の使用実態がわかれば、現在の食生活で健康にいられるほうが不思議であることがおわかりいただけるだろう。

リン酸塩使用食品の増加――現代食品の欠陥②

◉「やわらか加工」の落とし穴――ステーキ

安いステーキのレストランチェーンで、病原性大腸菌O−157の食中毒が多発して問題になった。その肉に潜んでいたのが、ミネラルを奪う「リン酸塩」である。

「ペッパーランチ」で食中毒を起こした「成型肉」は「霜降り加工」と宣伝している肉だ。脂身の多い牛肉をミンチにして、リン酸塩などの添加物や調味料で増量して固めたものを、真四角にカットしたもので、「やわらか加工」と表示されている。

「ステーキのどん」で食中毒を起こした「成型肉」も、リン酸塩などの添加物を使って成型加工してから、端切れ肉に見えるようにカットしたものだった。

本物の肉は、肉の中に菌はいないから、表面さえ焼けば食中毒は起こらない。ところが、成型肉の中には菌が入っている。その菌の中にO—157がいたのに、よく火が通っていなかったので、食中毒が発生してしまったのだ。

このような成型肉に、リン酸塩が使われていることにも注目する必要がある。

◉牛肉偽装——牛角

焼肉チェーン店で出てくる安い牛肉カルビにも、リン酸塩を使って増量されている肉がある。

「牛角」のメニューには、「牛角カルビの加工技術」という項目があって、そこに人工的な加工を加えたことが書かれている。説明がないと「偽装」になるから記載されているのだが、「お肉の硬い部分をとり、部位を厳選して使用」「天然素材でお肉どうしをつけて」などと書かれているので、それを読めばたいていの人はいい肉だと思ってしまう。

実際は、脂身が多くて安い部位の肉だけを集めて、酵素とリン酸塩などの添加物を加えて、接着加工をしているのだ。

安い肉に、こういう加工をするのだから、味はまずくなる。それを隠すため、化学調味料がたっぷり入ったタレをかけてあるから、口に入れた瞬間にうま味が広がるのだ。

だが、こういう焼肉を食べてもミネラルは補給できない。リン酸塩がミネラルと化合して、ミネラルを体外に持ち出してしまうのである。

ミネラルが不足すると、人間の身体は、脳も神経も筋肉も胃腸も、動きがおかしくなる。たとえて言えば、サッカーの試合中に、一方のチームの選手が指示を無視して、みんな歩き始めるようなことになるのが、ミネラル不足なのである。だから、ミネラルは生命維持にとって欠かせないといわれている。

◉強力な二種類のリン酸塩を含む接着剤

リン酸塩の中でも肉の接着作用が特に強いポリリン酸塩とピロリン酸塩に、タンパク質をつなぎ合わせる酵素を入れた白い粉を、くず肉にまぶして成型器の中に入れて固めれば、同じ形で、同じ大きさの肉をいくらでも作ることができる。

原価が安くなるから、業者に都合がいいのはもちろんだが、何も知らない消費者も「やわらかくて、いい肉」といって成型肉を支持してきた。それで、リン酸塩入りの加工肉が増えてしまったのだ。

「肉には添加物を一切使用していません」とメニューに書いてある「安楽亭」（埼玉を中心に店舗展開）のような焼肉チェーンもある。焼肉を食べるなら、リン酸塩による加工肉を使っていない店を探して食べるのがいい。

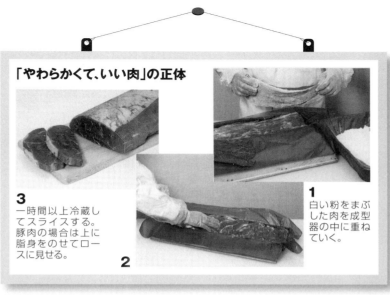

「やわらかくて、いい肉」の正体

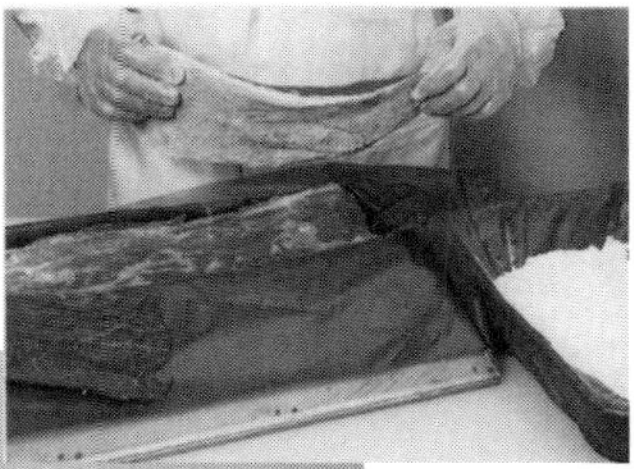

1
白い粉をまぶした肉を成型器の中に重ねていく。

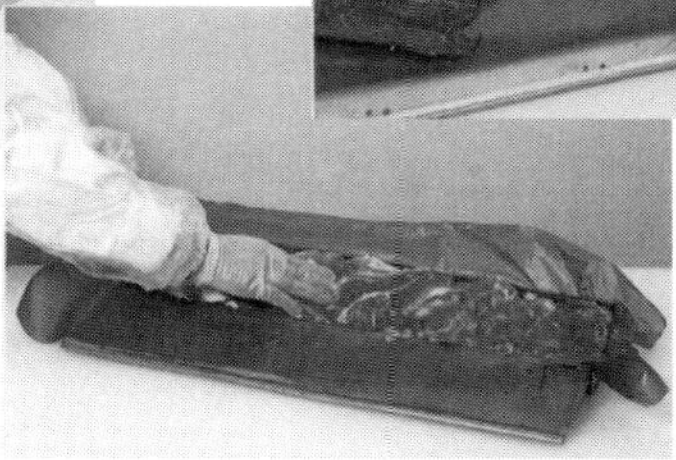

2

3
一時間以上冷蔵してスライスする。豚肉の場合は上に脂身をのせてロースに見せる。

◉問題は、骨粗しょう症と味覚障害だけか

このようにリン酸塩は、消費者の目が届かないところで広く使われているのだが、毒性が低い上に、摂取しても体内に吸収されにくいので、この二〇年ほどで問題になったのは、亜鉛の摂取を阻害して味覚障害を起こすこと、カルシウムの吸収を阻害して骨粗しょう症の原因になるということぐらいである。

だが、よく考えてみると、それだけで済んでいるはずがない。

リン酸塩の摂取量は、食品添加物の中ではトップクラスに多く、製造メーカーはセメント袋のような二五キロ袋で販売している。

こうして多量に使われたリン酸塩が、食品中のカルシウムを体外に持ち出すのだが、カ

ルシウムは多量ミネラルだから、リン酸塩が微量のときはほとんど影響を受けない。影響を受けるのは多量に添加されたときだけだ。

ところが、微量ミネラルは、リン酸塩が少しあるだけでも吸収を阻害されるから、大きな影響を受ける。

その上、微量ミネラルの多くはカルシウムよりもリン酸塩と結合しやすい性質があるので、体外に持ち出される割合が高くなる。だから、微量ミネラルの不足こそが、人体に大きな悪影響を与えていると考えられるのだ。

では、どんな食品にどのようにリン酸塩が用いられているのか、それを見てみよう。

◉ハム・ソーセージ

日本では、ハムにリン酸塩が使用されている。肉にたくさんの注射器を刺して、砂糖、食塩、化学調味料、発色剤などとともにリン酸塩を注入するのだ。こうして二倍前後にふくれ上がらせた肉を固めて、ハムは作られる。だから、生肉より安いハムがあるのだ。

この「インジェクション」技術は、一〇〇年ほど前、ハムに塩と香辛料を効率よく注入するためにヨーロッパで開発されたのだが、日本は、この機械を輸入して、ハムをリン酸塩入り調味液で増量するようになった。

ソーセージは、ひき肉を用いるので、注射器を使うことはない。ひき肉に、リン酸塩を含む調味液を混ぜ込んで、一〜三割増量して固めている。

この調味液用に使っていた地下水に、不運にもシアン化合物が混じりこんで、二〇〇八年に回収に追い込まれたのが、伊藤ハム東京工場だ。

しかし、本当に人に危害を加えている可能性があるのは、回収の理由になった極微量のシアン化合物ではなく、添加している「リン酸塩」なのである。

◉トロと称される魚

日本人は魚食民族だから、魚にだけはヘンな処置を行なっていないと、私は信じていた。しかし、調べてみると即、それが幻想だったことがわかった。

魚もいまや「インジェクション」処理されるようになっている。サーモン、マグロ、ブリ、サバ、ホッケの開きなどに、数百本の細い注射針を刺して調味液を入れ、一〜二割増量している。この調味液は食塩水がベースで、それにリン酸塩、水あめ、でんぷん、ゼラチン、甘味料、増粘多糖類、化学調味料、日本酒などを入れたものだ。

こんな加工をしておいて、「トロサーモン」「トロホッケ」のように「トロ」を名乗り、さらに「天然魚」と表示しているケースが増えている。

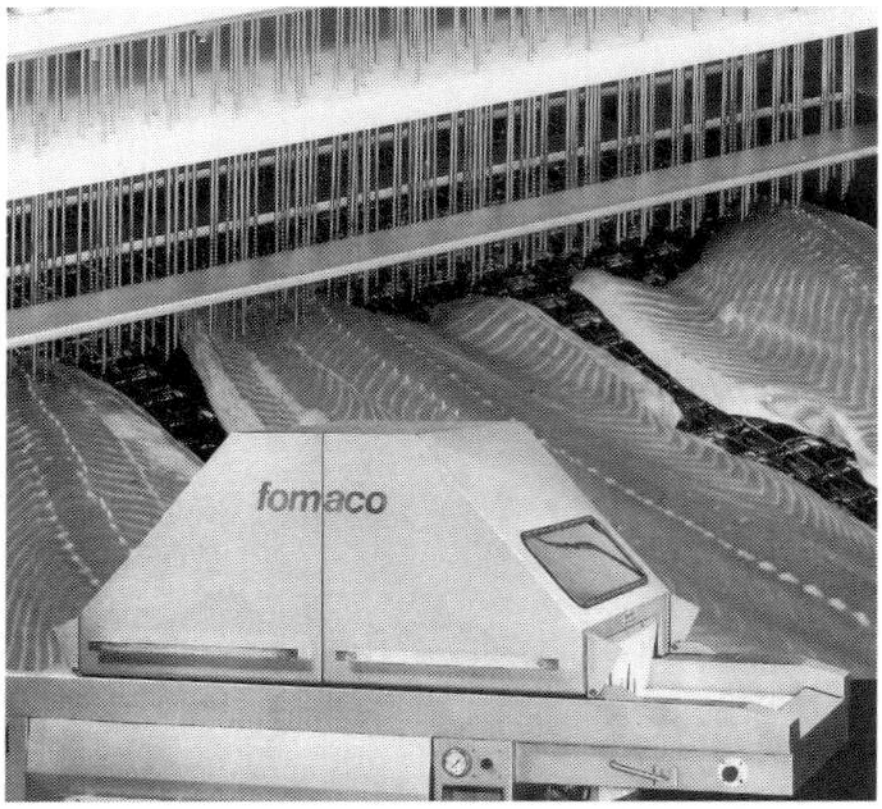

魚インジェクション

焼き魚の背骨が一度で取れなかったら、それは注射針を刺したときに背骨が折れてしまっているからなのだ。
（メーカーカタログより）

◉醤油・味噌・粕漬けの焼き魚

ブリやサワラの切り身に味付けした「西京漬け」「味噌漬け」「醤油漬け」「粕漬け」も、インジェクション処理されていることが多い。本当に切り身を漬け込むと、商品化できるまでに時間がかかり、大量生産ができないので注射器を用いるようになっているのだ。

注射で穴だらけになった切り身を、味噌、醤油、粕などに漬けるので、魚の栄養素が溶け出す。もちろんミネラルも溶け出してしまう。

そのミネラル分たっぷりの味噌などは捨てられ、ミネラルが抜けてリン酸塩が含まれるようになった魚を食べるから、切身の焼き魚を食べても、ミネラル不足はますます進むことになる。

◉かまぼこ・ちくわ

かまぼこやちくわなどの魚肉練り製品は、ほとんどにリン酸塩が使われている。原料のタラなどをすり身にするときに、リン酸塩を使っているからだ。

ある大手業者は「魚肉をすり身にするときに、無機物を徹底的に取り除く」と説明している。「無機物」とはミネラルのことだ。こうして、ミネラルを取り除いてから、リン酸塩を入れて、プリプリの魚肉すり身が製造されている。

かまぼこが真っ白なのは、ミネラルがほとんど完璧に抜かれているからだ。

◉「はんぺん」「なると巻き」などに二重添加

かまぼこやちくわに「リン酸塩」と表示された商品はほとんどないが、「はんぺん」「なると巻き」「イカボール」「ウィンナー巻き」「加賀揚げ」などの魚肉練り製品や、「イカ巻き」「ゴボウ巻き」「揚げかまぼこ」などのおでんの具には、「リン酸塩」と表示されたものが多い。

これらの魚肉練り製品の原材料欄には「魚肉」とある。これは「魚肉すり身」のことで、そこにリン酸塩が使われている。このリン酸塩は最終食品への表示が免除されている。

だから、表示されているのは製造中に添加したリン酸塩だ。それは二度目の添加だから、魚肉練り製品に「リン酸塩」と表示されていたら、二重にリン酸塩が使われていて、含有量が多い商品ということになる。

◉リン酸塩を隠す「キャリーオーバー」

かまぼこの製造業者が、魚を買って魚肉すり身を作るときにリン酸塩を使ったら表示義務があるのに、リン酸塩入りの魚肉すり身を買って使うと、リン酸塩の表示は免除される、これが「キャリーオーバー」という表示制度である。

この制度があるため、リン酸塩が含まれていない食品を表示で見分けることはできない。水煮食品にもリン酸塩が用いられているが、キャリーオーバーによって最終食品の表示が免除されているから、知らないうちにリン酸塩を摂取しているのだ。

リン酸塩の表示がキャリーオーバーで免除されていることは、現行表示制度の最大の抜け穴だが、このことはまったく知られていない。

◉リン酸塩を隠す「一括表示」

「リン酸塩」「ポリリン酸Na」「メタリン酸Na」「ピロリン酸Na」などと表示されていれば、

リン酸塩が確実に使用されている。

だが、これらのリン酸塩は、「pH調整剤」「調味料（アミノ酸等）」「かんすい」「膨張剤」「ベーキングパウダー」「イーストフード」「ガムベース」などと記載することができる。この「一括名」で表示されていることが多いから、リン酸塩が含まれているかどうかを確実に見分けることは難しい。

「一括名」もリン酸塩の使用を隠す温床になっているのだ。

確実にリン酸塩を避けるには、「リン酸塩不使用」を強調している一部の生協や、創健社やムソーのような自然食品業者の品を、自然食品店で買うのがいい。そうすれば、原材料にも使われていないから安心して買うことができる。

◉チーズだけは「乳化剤」と表示

チーズに「乳化剤」と表示されていたら、それはリン酸塩だ。他の商品では、リン酸塩を「乳化剤」と表示することはできない。

プロセスチーズの原材料表示を見ると、大手メーカーの製品には、すべてに「乳化剤」と書かれている。だから、リン酸塩入りチーズを避けようと思えば、ナチュラルチーズだけを見るのがいい。ナチュラルチーズなら、「リン酸塩」「乳化剤」と書かれていないチーズを見つけることができるだろう。

◉缶詰

缶詰にも、リン酸塩が使われている。表示は、「リン酸塩」「ピロリン酸Na」の他に、「pH調整剤」とも書かれている。

カニ缶には、すべてに用いられている。カニの身の変色と身崩れを防ぐためだ。

鶏、イカ、ホタテ貝柱、アサリ、あずき、ギンナン、マッシュルームなどの缶詰にも、リン酸塩が使われているものが多い。これは、身の形や弾力を保つためだ。

アンズにもリン酸塩を使ったものがある。これは果物の鮮やかな色を保つためだ。

◉卵豆腐・茶碗蒸し

なめらかな舌触りで人気のある卵豆腐だが、これにもリン酸塩を使ったものが多い。「自社の生卵使用」「国産カツオ節使用」「無着色」という「素材を活かした」商品でも、リン酸塩を使用したものがある。リン酸塩を入れておけば、落としても卵豆腐が崩れないので、消費者の苦情が少なくなるからだ。

茶碗蒸しにも、同じ理由でリン酸塩を添加した商品が多い。しかし、中身が崩れていても味に変わりはないのだから、リン酸塩の入っていない商品を選ぶようにしよう。消費者がそうしないと、いつまでたってもリン酸塩は使い続けられることになる。

◉和菓子

低カロリーで人気がある和菓子にも、リン酸塩が使われているものがある。どら焼き、大判焼き、人形焼き、鯛焼き、饅頭のような和菓子には、「膨張剤」の中にリン酸塩が含まれているものが多い。

栗ようかん、栗蒸ようかんに「リン酸塩」と表示されていたら、膨張剤との二重使用なので避けるのがいい。

クリーム大福、クリームもみじ饅頭などは、クリームにリン酸塩を使っているし、各地の名物や、デパートの名店街で売られている「ふわふわ」「やわらか」「真っ白」「白雪」の和菓子にも使われている。

名古屋名物「ういろう」にも、リン酸塩が使われている。抹茶に「リン酸塩」と表示されていて、同じメーカーの他のういろうに表示がなければ、リン酸塩は「無添加」だと思ってしまう。ところが、原材料には使われているのに、それがキャリーオーバーで表示が免除されている商品が多いのだ。

色とりどりの高価な和菓子は、人工色素を使っていて見かけがいいことが最優先されるから、型崩れしないように、やはりリン酸塩が使われている。

◉冷凍食品

冷凍「皮付きフライドポテト」は、皮付きのままジャガイモがカットされているから、何も使われていないように見える。しかし、揚げたときに透明感があり、冷めてもおいしいようにリン酸塩が用いられているものがある。

ちくわ、ケーキ、和菓子を買ったとき、まだ冷凍が融けていなかったら、その食品には、リン酸塩が使われている。リン酸塩を使用すると冷凍しても氷の塊ができにくいから、ちくわに穴があかないし、ケーキや和菓子の生地が弾力を保つことができるからだ。

リン酸塩を使わない冷凍食品は、ごく一部しかないのが現状である。

冷凍食品は、リン酸塩を添加した食品を原料に使いながら、「キャリーオーバー」を利用して、リン酸塩の表示をせず、「無添加」に見せたりするから、注意が必要だ。

◉よく見える和食もじつは…

パーティーで、テリーヌ、西京焼き、はも湯引き、海老団子、アマダイの大葉巻きなどが、ひと口サイズでずらりと並んでいたら、それらはすべて冷凍食品だ。

せめて野菜を食べようと、ズッキーニ、ピーマン、海老入りの「シーフードサラダ」や、ブロッコリー、レモン、小柱などがカップに入った「レモンマリネ」、そして「野菜の煮付け」「蓮根の磯辺揚げ」を選んだら、それらもすべて冷凍食品で、リン酸塩入りだ。

冷凍に適さない食品でも、リン酸塩を用いると冷凍できるようになるからである。

和食党は、低カロリーで添加物の少ない食事をとっていると思っている。ところが、家庭で使う食材だけでなく、和食ファミリーレストランも、有名な高級和食店も、冷凍食品の使用が増えている。つまり、和食すらリン酸塩だらけになっているのだ。

◉つまみ

酒のつまみも、リン酸塩を使ったものが多い。

裂きイカ、イカ燻製、イカ軟骨、チーズたら、チーズかまぼこ、食肉乾燥品、サラミなどには、よくリン酸塩が使用されている。

酒呑みの人なら経験していると思うが、つまみによって酔い方が異なる。ミネラルを補給できないまま飲み続けると、アルコール分解酵素を働かすミネラルが不足してくるから、悪酔いの原因になるのだ。

悪酔いの原因は追究しやすい。だが、日常的な心身の不調の原因は追究しづらい。しかし、食品の実態を知れば、そこにミネラル不足が潜んでいると確信できるに違いない。

次は、少し違う角度から、食の実態を見てみよう。

精製油でミネラル不足が加速――現代食品の欠陥③

◉軽視されるミネラル

人体に必要な五大栄養素は、炭水化物・タンパク質・脂肪・ビタミン・ミネラルである。この中で、もっとも必要量が少ないミネラルは軽視される傾向がある。

食品にミネラルがたくさん含まれていた時代なら、少しぐらいミネラルの摂取が阻害されても、健康に影響はなかっただろう。しかし、現代は水煮食品が増え、水溶性成分に含まれるミネラルの摂取が少なくなっているのに、それをさらにリン酸塩で奪っている。

その上、ミネラルを含んでいない精製食品をとる機会が増えている。白米、小麦粉、白砂糖などの精製食品を、私たちは昔から食べてきたのだが、この二〇～三〇年で摂取量が増えているのは、調理や加工食品の原料に使われる「精製油」である。

◉ミネラルを含まない精製油

サラダ油もてんぷら油も、ラード（豚脂）もヘット（牛脂）も、加工食品に使われる油脂類も、食卓に出てくる油のほとんどは、油以外の成分を完璧に抜き取り、ミネラルをゼロにした精製油である。

さらに、低脂肪・無脂肪食品が増加して、食品に本来なら含まれていた脂肪分を取り除いて食べている。

だから私たちは、食べ物の油に含まれていたミネラルも摂取しなくなっているのだ。

現代の食事は、食品中の水溶性成分に含まれるミネラルを抜き、少なくなっているミネラルを、さらにリン酸塩が奪っているだけでなく、油溶性成分に含まれるミネラルさえも抜いて食べる構図になっているのである。

油に含まれているミネラルが抜かれる実例を、以下に紹介しておこう。

◉動植物油脂

油業界は「不純物」といって、五大栄養素であるミネラルを除去している。

このときに使われる化学薬剤が、「リン酸」である。「リン酸塩」が食品に添加されると述べてきたが、油の精製工場ではリン酸がミネラルを抜くときに用いられているのだ。菜種油、大豆油、コーン油、サフラワー油などの植物油も、動物油も精製されて、純粋な油にしているから、まったくミネラルをとることができない。

加工食品に加えられる油脂類は、このような精製油だから、カロリーはとれても、ミネラルの摂取はできないのだ。

例外の油もある。ごま油は香りが大切なので精製していないものが多い。オリーブ油も良質とされているエキストラ・バージン油は精製していない。落花生油などナッツ系の油、それにバターも、精製したら味がなくなるから、精製していない。

◉マヨネーズ・ドレッシング

マヨネーズの主原料は、植物油、卵、酢である。もっとも多い植物油は、ミネラルを完璧に除外してあるから、マヨネーズを使ってもミネラルはあまりとれない。

カロリーを半分以下にしたマヨネーズは、植物油を、ミネラルを含まない水あめ、砂糖、増粘剤、セルロースなどの精製食材で置き換えたものだ。

ドレッシングも精製植物油が主原料だから、ミネラルはほとんどとれない。

ノンオイルのドレッシングは油の代わりに果糖ぶどう糖液糖が使われているので、やはりミネラルをとれないし、果糖は中性脂肪として蓄積されやすいから意外と太りやすい。

◉てんぷら・揚げ物

外食で食べるランチや弁当には、必ずといっていいほど、てんぷらやフライが入っている。この揚げ油はすべて精製油だから、カロリーは高くても、ミネラルはまったく含まれていない。

魚肉練り製品の揚げ物も、精製した油を使っているから、油からはミネラルがとれない。てんぷら屋で食べても、精製油が主体で、ごま油を少しブレンドしただけの店が多い。だから、油に含まれていたミネラルはあまりとれない。

◉トンカツ

トンカツ弁当、幕の内弁当、カツサンド、冷凍食品のトンカツやひと口カツなどの揚げ油は、精製ラードなので、衣についている油にはミネラルが含まれていない。

軟らかい肉も、増量肉か成型肉が使われている。

弁当に使われる増量肉は、豚肉に多数の注射器を刺して、リン酸塩入り調味液を注入し、一キログラムの豚肉を二・二キログラムに風船のようにふくらませて固めたものだ。

豚肉インジェクション

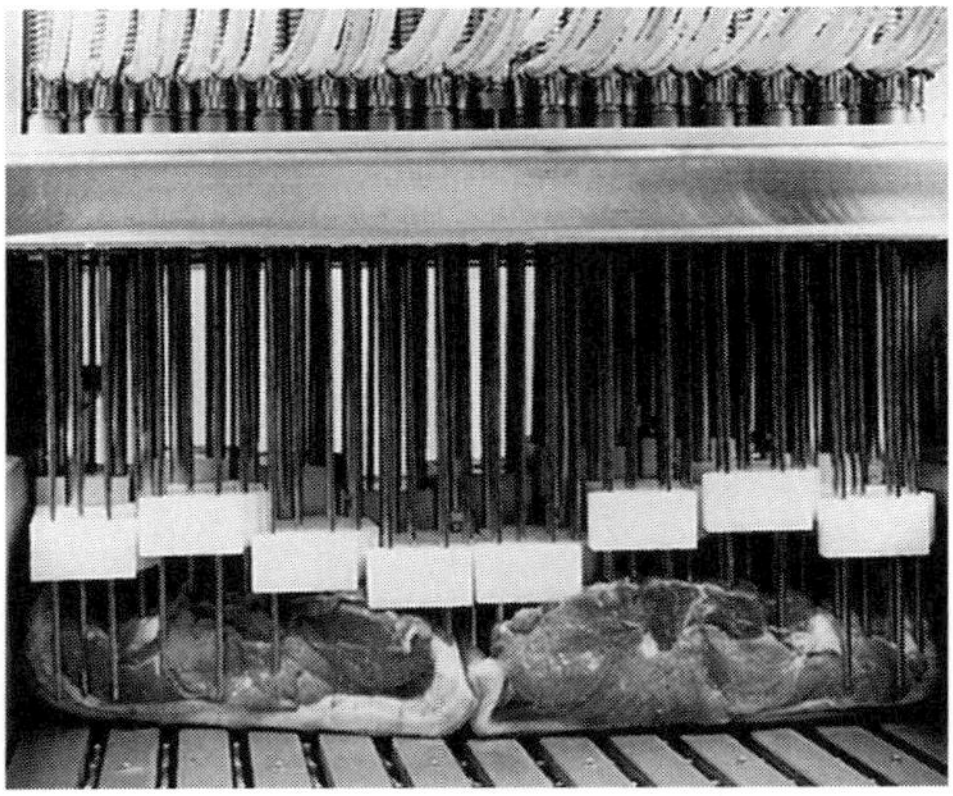

こうして豚肉を2倍以上に増量するから、冷凍トンカツを一個98円などという低価格で売れる。（メーカーカタログより）

カツサンドに入っているのは成型肉で、ミンチした肉にリン酸塩、粉末植物タンパク、乳タンパク、砂糖などの増量剤を入れて固め、それをスライスしたものである。

「肉が軟らかい」と消費者が喜んだので、冷めた状態でも食べられるトンカツは、すべてこんな肉になっている。

トンカツ専門店はいい肉を使っているが、揚げ油は精製ラードだ。まれにラードも自家製の店がある。その店でトンカツを食べると、肉もうまいが、胃もたれもほとんどしない。その理由として考えられるのは、油を消化する酵素は、油が持っているミネラルで働くようになっているからだろう。

◉鶏の唐揚げ、チキンナゲット

鶏肉は安いから、増量加工されることは少ない。唐揚げのごく一部と、チキンナゲットにリン酸塩が用いられているだけだ。

チキンナゲットには、鶏肉をインジェクション処理して調味液でふくらませてから固め、それをカットして細かいパン粉をまぶして揚げたものと、鶏のひき肉に調味液を入れて成型し、それにパン粉をつけて揚げたタイプがあって、どちらにもリン酸塩が用いられている。

揚げ油は精製されたものなので、ミネラルをまったく含まない。この油が、唐揚げやチキンナゲットにしみ込んでいるのだ。

◉魚肉ソーセージ

魚肉ソーセージには、植物油やラードが加えられている。これらは精製油で、ミネラルが取り除かれたものだ。だから、カロリーはとれてもミネラルをとることはできない。

魚肉ソーセージは、原料が魚肉すり身だから、ミネラルを取り除いた上にリン酸塩が用いられている。

「栄養機能食品」や「特定保健用食品」と表示されている魚肉ソーセージにも、リン酸塩が使われている。これらはカルシウムが強化され、身体によさそうにみせているが、原料からミネラルは失われていて、そこにリン酸塩が添加されているから、カルシウム以外のミネラル不足を加速させる食品であることに変わりはない。

◉ラーメン

ラーメンは、麺にも具材にもリン酸塩が使われている。

かんすいは、古代中国の時代から、麺のこしを強くするために用いられているが、中国では麺のこしを日本ほど重視しないので、かんすいを使うラーメンは少数派といわれる。ところが日本では、ほぼすべてのラーメンにかんすいが用いられている。

日本のかんすいは天然物ではなく、リン酸塩を含む化学物質の混合物がほとんどだ。

チャーシューも、中国で煮込んでリン酸塩を入れて冷凍して輸入されたものが多い。

ラーメンスープに入れる油も、精製したラードを用いる店が多い。

スープの味付けも、化学調味料、タンパク加水分解物、酵母エキスで行なっているラーメン店が圧倒的に多い。行列ができる店でも、二種類の化学調味料を両手で振りかけていたりするから、ミネラルを含まないラーメンが非常に多いのだ。

インスタントラーメンは、これらの欠点をすべて兼ね備えたものだ。しかし、二〇円ほどコストをかけて、少し手間をかければ、ミネラルを補給した上に、極上の味のラーメンにすることができる。第8章に、その方法を書いた。

◉コーヒーの植物性クリーム

食事の後に飲む一杯のコーヒーはうまい。コーヒーにはたくさんのミネラルが含まれているから、ミネラル補給にもなって、一石二鳥だ。

ただし、これはブラックコーヒーの話で、粉末や液体のクリームを入れると、その主原料は植物油脂で、しかもリン酸塩が添加されているから、ミネラルを奪われてしまう。植物油脂は精製されているので、ミネラルは含まれていない。

牛乳から作った「クリープ」のほうがましではあるが、やはりリン酸塩が入っている。

粉末タイプも液体タイプも、リン酸塩が入っている点は同じだ。

スプーンに二杯も三杯もクリームを入れる人もいるが、食後にこんなコーヒーを飲むと、食事でとったミネラルまでリン酸塩に捕捉され、排出されてしまう。

◉ミルクコーヒー

コンビニやスーパーで人気なのが、カップ入りコーヒーだ。ミルクやクリームが入っていて、それらが植物性なら、もちろん精製油脂で、リン酸塩は必ず含まれている。だから、せっかくのコーヒーも、ミネラル補給にはならない。

リン酸塩は、たいてい「ｐＨ調整剤」と表示されている。だから、この表示のないものを買うのがいい。そうすると、牛乳とコーヒーと砂糖だけが原材料のカップ入りコーヒーになる。

ブラックコーヒーなら、カップ入りでもリン酸塩は含まれていない。

◉プリン

本来のカスタードプリンは、牛乳、卵、砂糖で作る。ところが、牛乳も卵も使わず、植物油脂を用いた子ども向けのプリンやクリームプリンが増えていて、それらにはリン酸塩が使われている。こんなプリンを食べていたら、確実にミネラル不足になる。

プリンに使われるのは、強力な「メタリン酸Na」だ。これと「ｐＨ調整剤」の表示のないプリンを探そう。お勧めは、メイトー「カスタードプリン」で、これは無添加だ。明治プリンに使われている「ｐＨ調整剤」にはたまたまリン酸塩が含まれていなかったから、これでもいい。

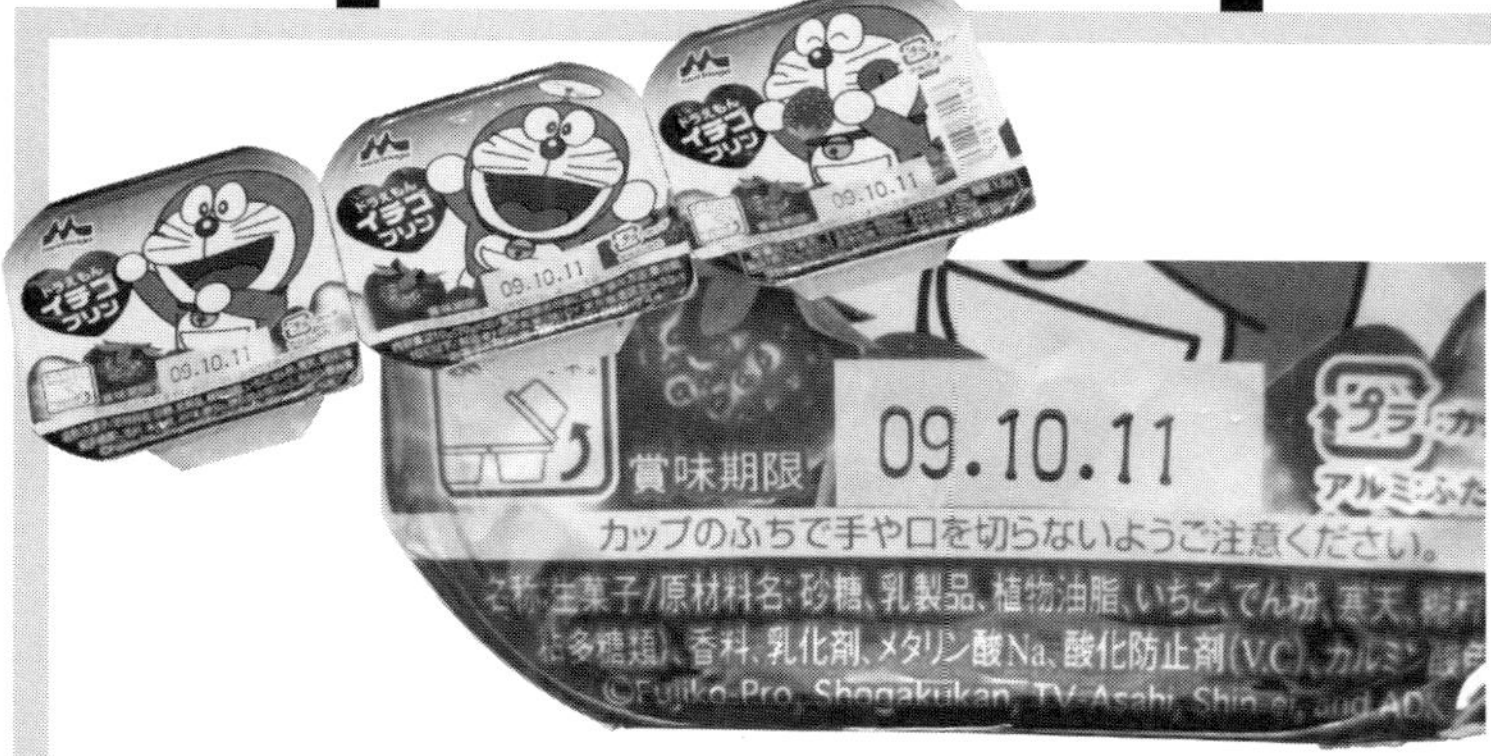

この商品を「プリン」と呼んでいいのだろうか。砂糖以外は、
本当のプリンに使わないものばかりで、「メタリン酸Na」が使用されている。

◉ケーキ

ケーキには、完璧に精製された植物油脂が多用される。そうすれば安いだけでなく、室温を気にせずに、製造することができるからだ。

ホイップクリームも、一般的なケーキには植物油脂とリン酸塩が用いられている。高級なケーキでも、生クリームに植物油とリン酸塩を入れて、クリームが分離したり、型崩れしないようにしているものが多い。

柔らかくて弾力があるスポンジケーキにも、形を保つためにリン酸塩入り膨張剤が使われるのが普通だ。

コンビニ、スーパー、多店舗展開している有名ケーキ店で売られる各種のケーキ、ロールケーキ、バームクーヘンなどは、工場からっている。

の配送ルートが長いので、ケーキの形や品質を保つために、リン酸塩の使用は不可欠になっている。

食品全般がミネラル不足になる理由

ミネラル不足になる食品の三大欠陥は、「水煮食品」「リン酸塩」「精製食品」だが、他にも原因があって、食品全般のミネラルが少なくなっている。

最後に、そういう食品のことも取り上げて、なぜ食品からミネラルが減っているのかも説明しておこう。

◉味の薄い野菜

野菜の味や香りが薄くなったと言われて久しい。その裏に、野菜のミネラルが少なくなっているという現実がある。

「食品成分表」の一九八二年に発行された四訂と、二〇〇〇年の五訂で、一〇〇グラム中に含まれる鉄分を比較してみよう。

キャベツ、ナスが〇・四ミリグラムから〇・三ミリグラム。トマトが〇・三ミリグラムから〇・二ミリグラム。ホウレン草が三・七ミリグラムから二・〇ミリグラム。タマネギが〇・四ミリグラムから〇・二ミリグラム。ニンジンが〇・八ミリグラムから〇・二ミリグラム。すべての野菜ではないが、こんなに減っている野菜が多いのだ。

◉ミネラルが減った理由

日本の農作物に、ミネラルが少なくなっている理由は、おもに三つある。

① 「日本列島改造」で、一九七〇年代から河川の護岸工事や用水路の整備が進み、川の水が岩石の間を曲がりくねって流れたり、砂の上をゆっくりと流れたりすることが減り、河川の水にミネラルが溶け出ないうちに、田畑に用いられるようになった。

② 四〇年以上前から、トウモロコシなどの飼料穀物をアメリカから大量に輸入して家畜に食べさせ、糞を有機肥料として用いたため、日本の田畑は窒素分が多くなって、植物は早く大きく生長するようになった。しかし、鉄分が少なくなっているのだから、同類のミネラルも減っている。同じ量の野菜を食べていると、ミネラルの摂取量は減ることになるわけだ。

③ 「野菜工場」で水耕栽培された野菜の生産量が増えている。この野菜は、ビタミン

類だけでなく、ミネラル分も少ない。

こうして、日本で生産される農産物は、ミネラル含有量が少なくなっているのである。

◉一カ月も傷まないカット野菜

野菜のミネラルが減っているのに、さらに減らす処理を行なっているのが、カット野菜である。

マクドナルドの野菜サラダの消費期限は、工場出荷後五日間。こんなに長くカット野菜が傷まないように、徹底的に水洗いし、それから塩素で消毒、さらにビタミンCを添加して変色を防いでいる。

だが、この程度の処理は序の口にすぎない。

居酒屋で野菜サラダを注文すると、一カ月も傷まないように処理された中国産のレタスや千切りキャベツが盛られて出てくることも少なくない。こんなサラダに、野菜の栄養やミネラルを期待することはムリだ。

◉精製塩

大手食品メーカーの塩は、大半がミネラルをほとんど含まない「精製塩」である。

日本は一九七二年に、イオン交換膜で塩化ナトリウムの純度を九九％以上にした「精製塩」に全面的に切り替えた。他のミネラルがほとんど含まれていないので、精製塩も、日本人にミネラル不足をもたらしている大きな原因になっている。

塩は、古来より「天然塩」や「自然塩」が用いられてきた。こういう塩を用いた食品なら、たとえ駄菓子でも多種類のミネラルが少しは含まれていた。それが現在は、スナック菓子を食べても塩由来のミネラルはまったくとれなくなってしまったのだ。

これも、日本人をミネラル不足にした大きな出来事である。

◉ダシ・つゆ

家庭では「味の素」をほとんど使わなくなったのに、一番よく売れているのは粉末ダシで、カツオ風味の「ほんだし」だ。このダシに一番多く含まれているのは、うま味調味料（化学調味料）で、続いて食塩、砂糖類（砂糖、乳糖）、その次に多く含まれているのが「カツオ節粉末、カツオエキス」である。

原材料表示は重量順なので、カツオ節粉末は四番目でしかない。こんな商品を「ダシ」と呼んでいいのだろうか。

つゆも、天然の原料からうま味を抽出しただけの無添加商品は、ほとんどない。

「天然ダシの旨みたっぷり」などと書かれていても、たっぷりと使われているのは「タンパク加水分解物」「酵母エキス」「小麦タンパク発酵調味料」だ。これらは、法的には食品として扱われるが、「天然」ではなく「人工的」な調味料で、原料の大豆や小麦に含まれていたミネラルをほんの少し含んでいるだけである。それは醤油に含まれるものとほぼ同じなので、摂取するミネラルの種類は増えない。

自宅でダシをとらなくなったのが、ミネラル不足の大きな要因だ。ところが、自宅でダシをとっていても、カツオ節を使っていたら、ミネラルをとることはできない。

◉カツオ節にミネラルは期待できない！

カツオ節を使うと、料理はたいへんおいしくなる。しかし、ミネラルはあまりとれていない。なぜか。

カツオ節の原料は、ほとんど冷凍カツオだ。これを解凍し、頭と内臓を取り除いた後、一～二時間煮てから、カツオを水につけて二つに切り、骨を取り除いて、いぶしながら乾燥する。つまり、カツオ節は「水煮食品」だったのである。

一〇〇〇年以上前から、日本人は煮干と昆布でダシをとって生きてきた。カツオ節は京都などのごく一部の人しか使うことができなかったのだが、それをおいしいからと、ダシの主役にすえてしまったのも、ミネラル不足の原因である。

カツオの身を煮たときに出た煮汁を濃縮したのが、「カツオエキス」。これは、カツオの筋肉だけから抽出しているが、水煮食品の欠陥を補うには役に立つダシだ。

◉シラス干し、ちりめんじゃこは、ミネラルが少ない

「シラス干し」や「ちりめんじゃこ」は、丸ごとの魚だから、多種類のミネラルを豊富に含んでいそうだ。しかし、じつはミネラルをあまり期待できない食品なのである。魚体が小さいので、ゆでたときにミネラルが溶け出して、食べる煮干の三分の一から一〇分の一以下になっているのだ。

シラス干しや、ちりめんじゃこを食べるのをやめ、少しサイズの大きな食べる煮干にすれば、ミネラルを多くとれるし、イワシの漁獲量も多くなる。

◉心身に異常が出ないほうがおかしい

これまで述べてきたように、現代の食事を普通に食べていると、ミネラル不足になってしまう。これが日本の実情だ。

ミネラルは五大栄養素の一つだから、「必須ミネラル」が存在している。「必須」だから、

不足すると、心身に異常が出る。

ところが、ほとんどの人が、どう考えてもミネラル不足になる食生活をしているのだ。必須ミネラルが不足して心身に異常が起きている人が大勢いても不思議ではない。

こういうことが、おぼろげにわかった二〇〇八年秋から、私たちは月刊誌『食品と暮らしの安全』でモニターを募り、天然ダシを用いて、さまざまな疾患がよくなるかどうかを確かめてきた。

用いた天然ダシは、天然魚であるイワシと、やはり天然魚でイワシとはミネラルバランスが異なるトビウオ、そして昆布を、沸騰させないように十数時間煮て抽出した液体に三温糖と天日塩を加えた「無添加白だし（三合わせ）」である。これなら、水煮食品で不足したミネラルを食事に戻して食べる効果が期待できる。

このダシを料理に使うだけでなく、外食では上からかけてもらい、時には薄めて飲んでもらって、心身の調子がどうなるかを観察してもらった。

すると、心身のさまざまな症状がよくなる人が次々と現れてきて、発達障害で困っていた子どもが、「奇跡」のようによくなった実例も出てきたのだ。

第2章では、その奇跡のような実例を紹介しよう。きっと、あまりの変化に驚かれ、感動することになるだろう。

第2章

こうちゃん、奇跡の回復

——アスペルガー症候群に希望が

アスペルガー症候群と診断された「こうちゃん」

◉「泣きたいのはこっちのほう」

「いやだあー、教室に入りたくない」

教室の前でこうちゃん（今井光輔君　当時八歳）の叫び声が響く。

登校を渋るこうちゃんを、母親がおんぶして送り届けると、廊下でパニックを起こし、泣き叫ぶこうちゃん。そのこうちゃんを、無理やり置いてくることも。

「また、こうちゃんだ……」という周囲の視線。

「もう二年生なのに……。泣きたいのはこっちのほう」

母親は一時も気持ちの休まることがなく、日々追い詰められていった。

こうちゃんは、六歳のとき、アスペルガー症候群と診断されている。

アスペルガー症候群とは、「発達障害」に属する障害で、相手の状況や気持ちを読み取るのが苦手。こだわりが強く、予定の変更に強い不安感を抱く、動作がぎこちない、不器用、といった特徴を持つ。

こうちゃんも、鉛筆を握る、箸を使うという、手先を動かす動作が苦手という症状が見られ、「微細運動障害」という診断も下り、これらの改善のために、月に一度、療育センターの作業療法が行なわれるようになっていた。

同年代の友だちとの関係をうまく築けないなど、集団生活への適応が非常に困難な場面が多く見られるのだが、知的な遅れはなく、目に見えてすぐにわかるような症状がないため周囲から誤解されがちで、こうちゃんも「わがまま」「子育ての仕方が悪い」などと、偏見を抱かれることもあったようだ。

こうちゃんは小学校の普通学級に通うようになったが、たいへんな状況に変わりはなかった。むしろ成長するにつれ、母親にも焦りが募ってきた。

◉母親を苦しめたこうちゃんの偏食

学校にうまく適応できないという悩みに加え、母親を苦しめていたのが、こうちゃんのひどい偏食だった。

こうちゃんを含め、アスペルガー症候群の子は、極度の偏食に陥ることも少なくない。偏食は「わがまま」といわれてしまいがちだが、アスペルガー症候群のさまざまな特性がかかわっているといわれ、感覚の過敏性による味覚のアンバランスによって、本人の意志ではどうにもならない要素も含まれているのだ。

こうちゃんも味覚の過敏さを持ち合わせており、離乳食以来、食べられるものだけを食べる生活を続けてきた。

基本メニューは、朝はポテトチップスかウインナー、昼の給食はほとんどを残し、夜はカップラーメンにチキンナゲットというもの。カップラーメンの「かやく」を取り除くほど、野菜は大嫌い。気分が荒れているときは一切何も口にしないため、ラーメンであっても食べてくれれば、というのが両親の願いだったようだ。

毎朝給食のメニューをチェックしては、「ゲッ、食べられないものばっかり」。給食は、こうちゃんが登校を渋る大きな原因の一つになっていたのだ。

天然ダシとの出合い

◉幼稚園に行くだけでヘトヘト

こうちゃんの伯母と私は、以前からの知り合いで、こうちゃんが幼少のころから、何度もこうちゃんのことで相談を受けていた。

「妹から、毎日のようにメールが入るの。『もう毎日がたいへん……光輔も私も幼稚園に行くだけでヘトヘト』だって……」。こうちゃん親子が心配でたまらないという。

二歳前後から、すぐにかんしゃくを起こす、好きなビデオは何十回、何百回と観ないと気が済まない、店で欲しいものが買ってもらえないと火がついたように泣きわめく、公園では友だちに砂をかけてしまうなど、トラブルが絶えなかったこうちゃんは、幼稚園に入園するものの、まったく集団生活に馴染めなかったのだ。

友だちと揉めごとを起こしては、先生に怒られてばかりの毎日。

「〇〇ちゃんが、こうちゃんにぶたれたと言っていますから、お母さんが〇〇ちゃんのお母さんに謝ってください」

幼稚園バスには「暴れるから乗せられません」と乗車拒否されたため、送り迎えをせざるをえない。

ちょっと気に入らないことがあるとすぐにパニックを起こし、突然、教室から逃げ出すこともしばしばだった。

降園時間に迎えに行くと、園から逃げ出すように駆け寄ってくるわが子に、母親は胸を痛めていた。

ひどい偏食も影響してか、親子ともども疲れ果て、余裕のない日々を送っていた。

◉ミネラル補給モニター調査

こうちゃんの母親が姉に送るメールには毎回、集団生活に馴染めず苦労していること、周囲からの孤立感、わが子の理解できない言動に困惑している様子がびっしりと綴られていた。

「このままでは、妹自身が参ってしまう。何かアドバイスをしてあげたいのだけど、どうしたらいいかわからない」

以前、幼稚園に勤務していた私にアドバイスを求められるのだが、私は園の事情などを伝える程度で、こうちゃんとの日々を過ごすだけで精一杯の彼女に対して、何ひとつ役に立てずにいた。

小学校に入学後は、精神安定剤（リスパダール）の服用も始まり、私も気がかりだった。

そんなときに、ミネラル補給モニター調査で、「無添加白だし」（以下は「天然ダシ」と表記）使用後、家庭内暴力の大学生がおとなしくなったという報告を読み、居ても立ってもいられなくなって、こうちゃんの伯母にモニター募集を知らせたのである。

「光輔のためになることだったら、なんでも試してみたい」

母親は、さっそくモニターに応募し、二〇〇八年一〇月に、こうちゃんの「天然ダシ」使用が始まったのだ。こうちゃんが、小学二年生の秋のことだった。

「天然ダシ」の使用は、朝食のウインナーに少量ふりかけたり、カップラーメンに小さじ一杯を加えるなど、日ごろの食生活を変えずに始められた。

すると、ダシを使い始めて二日目、風邪気味だったこうちゃんに食欲が出て、今までにない早さで体調が回復した。

すると、その後は、母親も驚く変化が次々と起きていったのだ。

絵に表れる心の叫び

◉心身の変化がありのままに反映される絵

こうちゃんは、休み時間になると、ひとりで自由画帳を広げ、無心に絵を描いていた。自分の感情を吐き出すかのように、一人で絵を描き続ける日々。一週間で一冊の画帳が埋めつくされていた。

こうちゃんの母親が天然ダシのモニターを始めたころ、私は、「色彩学校」にて、色彩心理インストラクター及びチャイルドアートカウンセラーコースを修了し、子育て支援活動の一環として、カラーワーク教室を開いていたときだった。

おもに、子育て中の母親や親子を対象にしていたのだが、その中で、人が自由に描いた絵や色には、その構図やモチーフ、タッチなどに、描いた本人さえも気づいていないような無意識の心身の状態が表出されることを、私は実感していたところだった。

とりわけ子どもの絵には、心身の変化がありのままに反映されやすいために、そのときどきの表現を時系列で見つめていくことは、その子の成長過程や心身の状態を知る大きな手がかりとなる。

天然ダシの摂取によって、身体に変化が起きたとしたら、こうちゃんの絵にも何か変化が表れるかもしれない、そんなかすかな予感があった。しかし、このときには、こうちゃんの絵にその後、目をみはる変化が起き、さまざまなメッセージを発するようになるとは想像もしていなかった。

ダシ摂取による変化を知るため、私は直接、母親と会うことになり、毎回その時期にこうちゃんが描いた絵を持ってきてもらうことにした。

その際、こうちゃんが描く絵に対して、「もっとこう描いたら」「これを描きなさい」といった指導や指示は一切しないことをお願いした。そして、こうちゃんの絵に描いた日付を入れておくこと、クレヨンや色鉛筆、画用紙などの画材は自由に使えるようにしてもらうことにした。

子どもの表現からそのときどきの心身の状態を知るには、指導を受けずに自由に、あるがままに描いた絵であることがとても重要になるからだ。

幸い母親は、こうちゃんが描いた過去の絵に対しても、描いた時期をメモして、すべて大切に保管してあったため、まず半年前の表現からさかのぼって見ていくことにした。

モニター調査が始まる直前まで、私が「食品と暮らしの安全基金」に勤務していたため、こうちゃんのダシ摂取後の変化を絵とともに追っていくという試みがスタートする。

◉ダシ摂取半年前——自分の存在すら否定する表現が

ダシ摂取開始の半年前は、二年生の一学期が始まるときだった。

ようやく慣れた一年生の担任の先生だけでなく、クラスの仲間も替わって、新しい環境が苦手なこうちゃんにはストレスが高まっていた。この時期の絵には、一度描いた絵を、上からなぐり描きのような線で塗りつぶす表現が多く見られる。

[表現1] は、「ああ」と叫びながら手足をバタバタさせている。自分はどうなってしまうのか——、そんな心の混乱が想像できる。また、この絵の人物の目は視点が定まっていない。学校でもぼんやりしていることが多く、忘れ物も多い時期だった。

[表現2] は、「見えねーよ」の文字ともに、やはり激しく身体をかき消している。

先行きの見えない不安と、自分の存在すら否定している心情が感じられる。心の中にたくさんのモヤモヤしたものを抱えていたのだろうか。

後に母親がこれらの絵を見ながら、

「激しい線の下に描かれた人間は、この時期の光輔そのものだったのでは」

と、振り返っている。

こうちゃんの表現で個性的なのは、絵とともに、言葉の表現が見られることだ。たとえば［表現3］には、「なに！　こんどは」という言葉が書かれている。

こだわりの強いこうちゃんは、そのときどきの関心事に夢中になってしまうために、集団生活でみんなと同じペースで動くことが苦手である。さらに、抽象的な言葉を理解するのが困難なため、集団に向けられた指示を理解しにくいという不安を抱えている。

「さあ、あちらに移動しましょう」

という先生の指示があったとする。その場の状況に応じて先生の指す「あちら」を理解できる子が多いのに、こうちゃんは混乱しがちなのだ。

当然、先生から注意される回数が多くなる。［表現3］はそんな彼の「いったい次は何をすればいいの？」という切迫感が伝わってくる絵だ。

この時期のこうちゃんは、学校ではいつも不安や混乱、イライラを抱えており、給食も

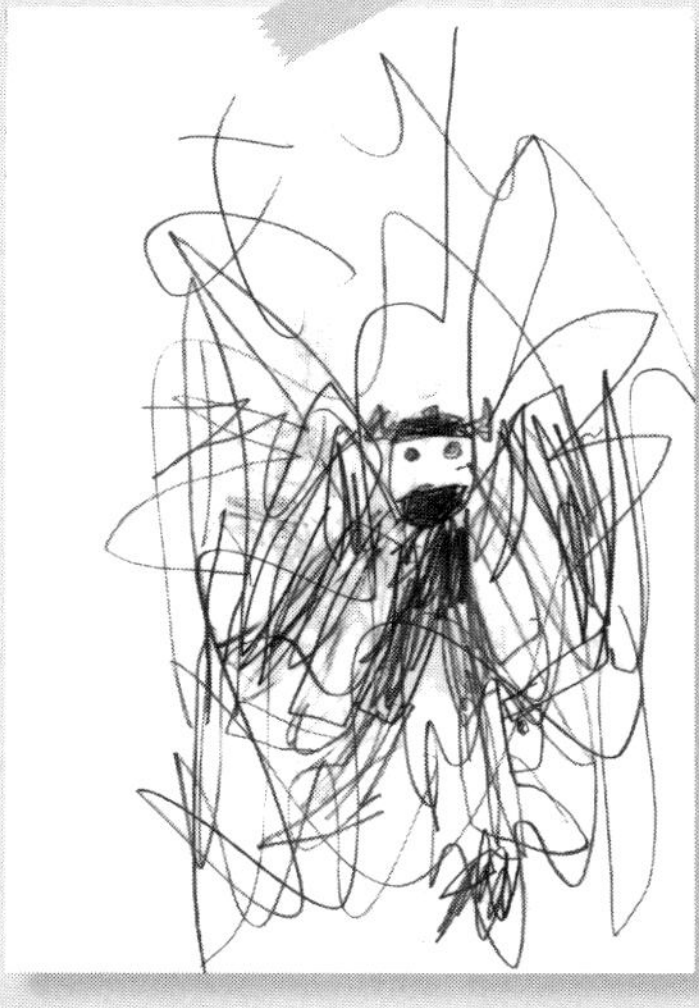

表現❶

「ああ」と叫びながら、手足をバタつかせている。絵に表れた心の混乱。2008 年 6 月上旬。

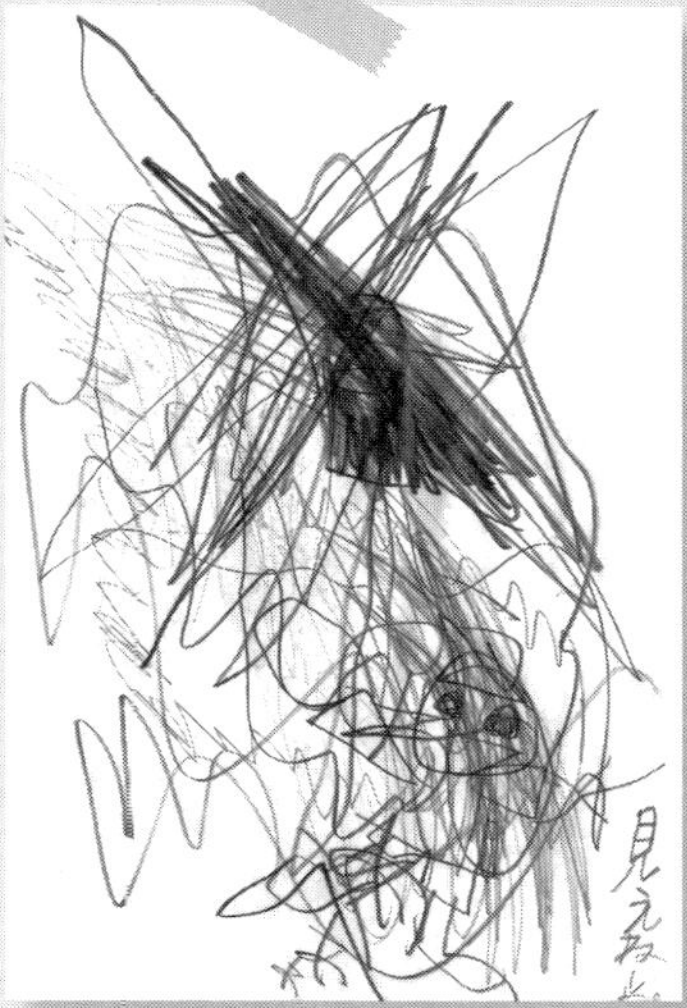

表現❷

右下には小さく「見えねーよ」の文字。線で人がかき消されている。2008 年 6 月上旬。

表現❸

「なに !? こんどは」の文字。
2008 年 6 月上旬。

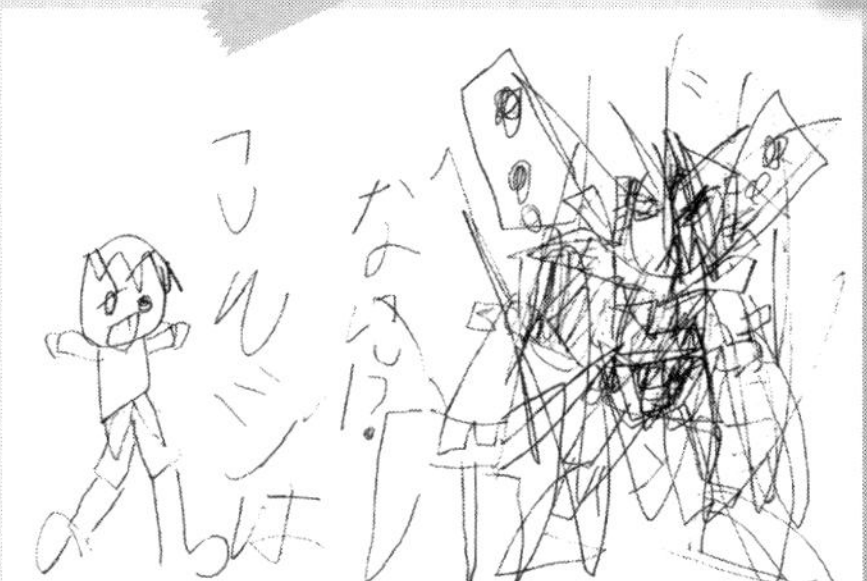

ほとんど食べられずに帰宅し、家にたどり着くとぐったりとしていた。

◉運動会シーズン到来で、ストレスはピークに

二学期に入ると、運動会の練習が始まった。

集団行動が苦手な上に、アスペルガー症候群の特徴の一つである「感覚過敏」を持ち合わせているこうちゃんは、「聴覚」にも敏感で、運動会が大の苦手だ。

たとえば徒競走時のピストルの音。「パーン」というピストルの音を聞くとパニックに陥ることがある。あるいは声を運動場にいっぱいに響き渡らせるために使われるマイクや拡声器の音も、こうちゃんには耐え難いものだった。

アスペルガー症候群の子には動作のぎこちなさ、不器用さが見られる子が多く、こうちゃんもその一人。彼はこの時期、まだ自転車に乗れずにいた。こうした運動そのものに対する苦手意識も、運動会を嫌がる要因になっていたのだろう。

さらに、発達障害の子どもは、幼少期から注意を受け続けてきたという負の経験が蓄積されるためか、他の子どもに向けられた注意の言葉まで、自分の言葉として受け止める傾向がある。これでは気持ちが休まる暇がない。

「こうちゃん、踊れないから、嫌だ」「怖い」

運動会の練習がある日には、配膳の済んだ給食のお盆を床にぶちまけてしまうほどの荒れ方だった。

［表現4］はこの時期に描かれた絵である。

目のつりあがった怪獣、「グサッ」と腹を突き抜けるナイフからは、痛みや恐怖、どうにもならない気持ちが伝わってくるようだ。

加えて、左上には、目鼻のない顔から「おーい、たましい」という言葉が吹き出しで出ている。

「魂が自分から出てしまうと感じていたのかしら」

「この子が暴れると、本当にたいへんだった……でも、荒れて暴れているとき、この子のほうが、私よりずっとつらかったのかもしれない」

これらの絵に、否応なく表れるＳＯＳのサイン。絵と向き合った母親の目から涙がこぼれる。

学校で暴れたり、パニックを起こす子どもは、確かに周囲に迷惑をかけている。だが、本人の苦しみもまた大きいということを考えさせられる絵だった。

◉ダシ摂取直前――「もう限界」

運動会の練習などで心身ともに疲れ切っていたこうちゃんは、学校から帰ると、それ以上何をする気力も体力も残っていなかった。その上、粘膜が弱いために、秋から冬にかけては風邪をひきやすく、体調維持もままならない。

毎朝、

「学校へ行きたくない」

と、泣く回数も増えていく。

しかし、

「ここで一日でも休ませたら、この子の気力の糸が切れてしまう。そうしたら、次の日も行けなくなってしまうだろう」

二次障害として心配される不登校を避けたかった母親は、どんなに嫌がっても、毎日こうちゃんを学校に連れていった。

こうちゃんはいろいろな意味でギリギリの状態だったのだろう。そんな状態を映し出すかのように描かれた一枚の絵［表現5］。

三本の大きなナイフが中央に描かれ、左片隅には目が×《バツ》印になった「にせこうちゃん」。その横には「ひーもうげんかい（限界）」の文字。

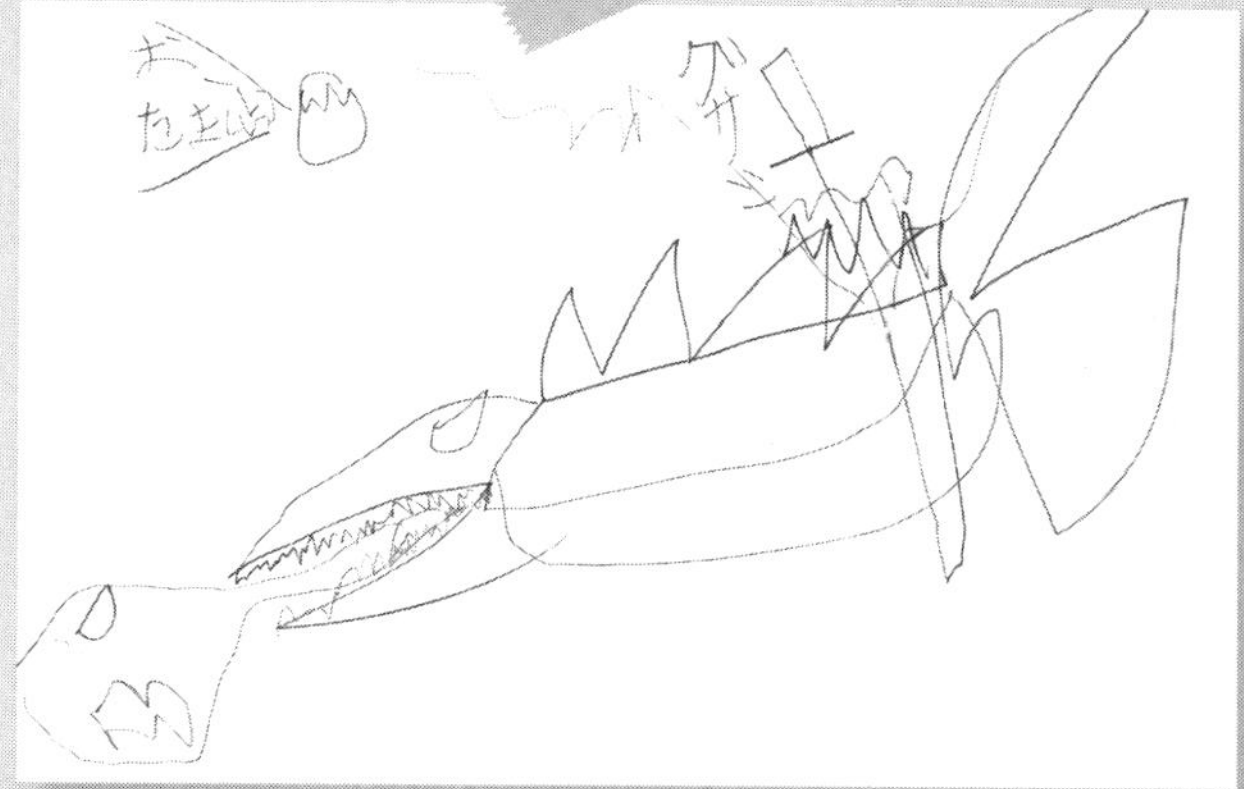

表現④

運動会の練習期間に描かれた絵。怪獣の腹にナイフが貫通し、左上には「おーいたましい」。２００８年９月下旬。

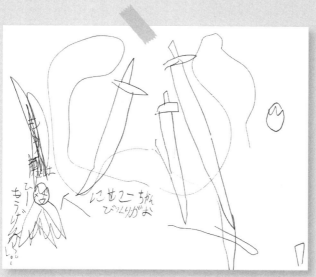

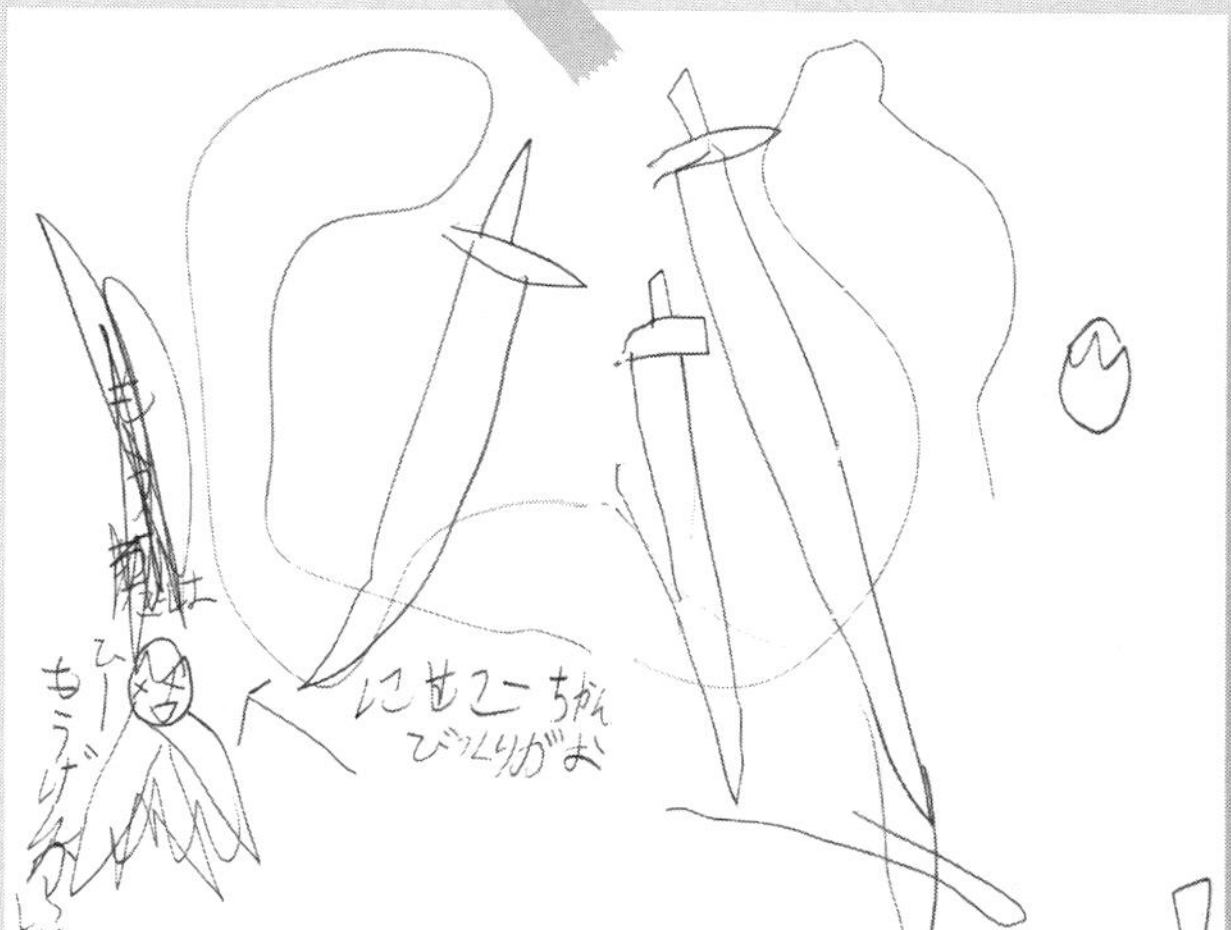

表現⑤

ダシ摂取の２週間前。両目が×印の「にせこーちゃん」の左下に「ひーもうげんかい」の文字。２００８年10月上旬。

画用紙のどの位置に、どのくらいの大きさで人物を描くかには、その子の自己認識が投影されることが多い。身体の三、四倍もある剣とは対照的に、紙の隅に、手足が隠れた状態で小さく描かれた自分とおぼしき人物。さらに大きな鋭い剣の一つは「にせこうちゃん」に向かっている。剣に、この時期に感じていた圧迫感やストレスを投影したのだろうか。

この、小さくて、手も足も出ない受身の状態が本来の自分ではないことを、「にせこうちゃん」と表現することで、訴えたかったのかもしれない。

この時期は身体も疲れやすかったが、それ以上に、精神的な「限界」を強く感じていたのかもしれない。

この「限界」の絵を描いた二週間後、天然ダシの摂取が始まる。

天然ダシの摂取開始

◉不安なスタート

母親がモニターの応募をした翌日、天然ダシが自宅に届く。

「食品と暮らしの安全基金」は、基本的に一日三回、朝・昼・夜に天然ダシを使ってほしいと要請していた。

私は、給食で摂取できない分は、帰宅後に、天然ダシを、ぶどうジュースに入れておやつに飲むことを勧めた。

母親が記述した、こうちゃんの食生活を一部紹介する。

こうちゃんは、チキンナゲットや唐揚げなどの肉類は大好きで、毎日食べても飽きないほどだが、野菜がほとんど食べられない。唯一、ジャガイモは好きで、フライドポテトが好物。だからマクドナルドへは週二〜三回通っている。豆腐や海藻類なども苦手。牛乳は好きだが、気分によってはまったく飲めなくなる。ご飯は少し食べられるが、パンはあまり食べない。

このような偏食が見られるこうちゃんが、はたして天然ダシの味を受け入れてくれるかどうか、正直、不安だった。

しかし、ダシが届いたその日の夕方、

「さっそく、ダシをぶどうジュースに入れてみたら、喜んで飲んでいます」

翌朝には、

「今朝、オムレツとウインナーにダシをかけたら、おいしいと言って食べました」

という嬉しいメールが母親から届き、胸をなでおろす。

この日から、こうちゃんの天然ダシ使用のモニター調査が始まった。

◉天然ダシ摂取から一週間の記録

母親が書いたモニター記録の一週間分を紹介しよう。

一日目の夕食に、「たまごかけご飯に、天然ダシを小さじ一杯かけたら、大盛りをペロッとたいらげた」「体調は良好」とある。

二日目、「風邪気味だけど、比較的食欲がある。夕食も残さず食べて機嫌がよい」。

三日目は「夜中、咳がかなり出て食欲もあまりなかったみたい。ウインナーも大好物なのに、少ししか食べられなかった」とあり、こうちゃんは少し体調を崩した。

ところが四日目には、「風邪はだいぶよくなり、咳も出なくなった。体調は悪くないが、朝は食欲がなくて困った」とある。これまでと違って、もう風邪が治り始めている。

そして、「療育センターで月一回、心理療法を受けていて、この日も夕方に五〇分間、行なったのだが、心理士の先生から『様子が落ち着いているので、治療の間隔をあけても大丈夫です』と言われた」とある。

五日目は歯医者に行ったのでダシを使うことができなかった。

六日目は「休みの日だったので、調子はいつもよりよかった。姉と遊べるため、精神的

天然ダシ摂取1週間の記録（2008年10月20日〜26日）

日付		食事内容
1日目（10月20日）	朝食	なし
	昼食	給食
	おやつ	天然ダシ入りぶどうジュース
	夕食	卵かけご飯
2日目（10月21日）	朝食	ソーセージ、オムレツに天然ダシをかけて食べる、フライドポテト
	昼食	給食
	夕食	ツナ入り炊き込みご飯（天然ダシ小さじ1杯、ツナ、醤油、酒で炊き込んだ） カレー味のマッシュポテト、みかんヨーグルト（カレー粉と天然ダシ小さじ1杯をかけて焼いた）
3日目（10月22日）	朝食	ソーセージ（天然ダシ小さじ半分をかける） じゃがりこ（スナック菓子）チョコウエハースバー1本
	昼食	給食
	おやつ	天然ダシ入りぶどうジュース、マドレーヌ
	夕食	ハンバーグ（天然ダシ小さじ半分をかける） カップラーメン
4日目（10月23日）	朝食	ソーセージ（天然ダシ小さじ半分をかける）
	昼食	給食
	おやつ	天然ダシ入りぶどうジュース
	夕食	カップラーメン、一口チキン
5日目（10月24日）	朝食	ポテトチップ
	昼食	給食
	夕食	えびナゲット、ふりかけご飯
6日目（10月25日）	朝食	いちごバームクーヘン、カレーチップ
	昼食	焼きおにぎり（天然ダシ小さじ半分をかける）、バナナ
	夕食	タンドリーチキン、カップラーメン （天然ダシ小さじ半分をかける）
7日目（10月26日）	朝食	ソーセージ、オムレツ（天然ダシ小さじ半分をかける） ヨーグルト
	昼食	（外食）オムライス
	夕食	カップラーメン

※表中の小さじは、ティースプーンを用いている。

に落ち着いていた。鍵盤ハーモニカの練習を家で初めて行なった」。

七日目、「体調は特に悪くない」。

一週間を振り返ったメモには次のように書かれていた。

「一週間、天然ダシを使ってみたが、味がおいしくなるので、とてもよかった。光輔は風邪をひいていたが、ひどくならずに早く回復したのも、風邪薬と天然ダシのおかげかな。一日目は病院、四日目は療育センター、五日目は歯医者と、忙しい一週間だったが、本人も気分的に荒れることも少なく、比較的落ち着いていた」

◉パニックを起こさなくなった

これまでは自分の思いどおりにならないと、大泣きして暴れ、そのままパニックを起こすことが多かったこうちゃん。

ところが、ダシ摂取を始めると「あっ、パニックになる……」と家族が身構えた瞬間に、「こうすれば大丈夫だよね」

と、自分で自分を納得させ、気持ちを落ち着かせるようになって、家族を驚かせるようになり、以降、パニックを起こす頻度がぐんと減っていった。

四日目にこうちゃんの落ち着きが専門家によって確認され、六日目には初めて鍵盤ハーモニカの練習を家で自分から取り組むなど、ほんの一週間の間にパニックの頻度や練習の意欲といった点で精神面での変化が見られたことに驚かされた。

摂取開始一週間以降も驚異の変化

◉音楽発表会にも落ち着いて参加

天然ダシ摂取のモニター期間は一週間だったが、その後も、天然ダシ摂取は続けられた。するど、次第に味覚が広がり、気力や意欲が充実し、精神面や人間関係にも、大きな変化が見られるようになっていったのである。

一一月に入ると、小学校で音楽発表会が開かれた。学校行事への参加は大の苦手だったこうちゃんだが、家で練習していた鍵盤ハーモニカを、本番の舞台で落ち着いて披露することができた。

これまで、学校行事をうまくこなせなかったこうちゃんにとっては、初めて達成感を味わう体験となった。

それを見ていた母親は、「ハラハラせずに見ることができた」と目を細めた。

◉人を喜ばせたい

アスペルガー症候群の症状の一つに、相手の気持ちや状況を想像することが苦手という特徴がある。

こうちゃんも、人との会話中であっても、自分の思いを一方的に伝えたり、相手の意思などおかまいなしに自分の気持ちだけで行動してしまう傾向があった。ましてや、目の前にいない人の心情を想像するなどという行為は、これまでまったく見られなかった。

ところが、天然ダシ摂取六日目のこと。

毎週欠かさず観ていたテレビ番組の時間に留守にしていた姉のために、番組の内容をメモして、プレゼントしようと思い立つ。「お話わからなくなったらつまらないから」とその場にいない姉を思い浮かべてとる、初めての行動となった。

さらに、天然ダシ摂取八日目、父親にも「マナーブック」を作ってプレゼント。「寝る前にお菓子を食べないようにしましょう」「冷たいものをたくさん飲むのはやめましょう」――家族の日常をこうちゃんなりに観察して、項目を自分で考えた。

この「マナーブック」は、Ａ４の用紙八枚に描かれ、ホチキスで留めた絵本形態の初めての作品となった。

新しい表現形式をとりはじめたときは、その人の内面で何らかの変化が生じている時期だと考えてよい。とりわけ今回のような「留める」行為には、「完結」や「まとまり」という意味がある。絵本のような「ブック」形式にまとめるという方法を用いはじめたこうちゃんにも、心理的な変化を垣間見ることができるのだ。

この「マナーブック」を作った同じ日に、母親には「お手伝いカード」を作成した。

「おかあさんをよろこばすことができましたか」

「めいわく（迷惑）にならなくできましたか」

項目はこうちゃんが設定。項目ごとに自身で「◎、○、△」の評価をつける欄と、母親の捺印を求める欄も用意した。

「めいわく（迷惑）にならなくできましたか」の項目に母親の目がとまる。

「この子は、自分が暴れているとき迷惑をかけていると感じていたのかしら……わかっていながら、どうにもならなかったのかもしれない」

母親は、これまで感じたことのないこうちゃんの内面に触れることになった。

ダシ摂取六日目から八日目、立て続けに作った家族へのプレゼント。

他者を喜ばせたい、迷惑をかけたくない、そんなこうちゃんの内面が表れた最初の出来事だった。

●食欲が出て風邪もひかない

次第に、こうちゃんの食欲も目に見えて増していく。

以前の朝食では、ポテトチップなどのお菓子を少量、口に入れることしかできなかったのだが、毎朝、パンとおかずを食べてから登校するようになった。

こうちゃんは粘膜が弱いこともあって、秋から冬にかけては、軽重の差はあれ、風邪をひき続けているのが毎年の恒例だった。

ところが、ダシを使い始めたころにひいていた風邪が三日というこれまでにないスピードで回復。以降は、冬の寒い時期にも一度も風邪をひくことなく過ごせたのである。

従来は、体調がすぐれないことが気分的な落ち込みにつながり、それがパニックや精神的な荒れを引き起こす要因のひとつになっていた。

この時期を境に、体調のよさに伴って気分もよいという正反対の循環に変わっていったのである。

●生まれ変わった自分を表現

そんな自身の体調の変化を、実感しているのではないかと思われる絵が、ダシ摂取一三日目に描かれた。[表現6]である。

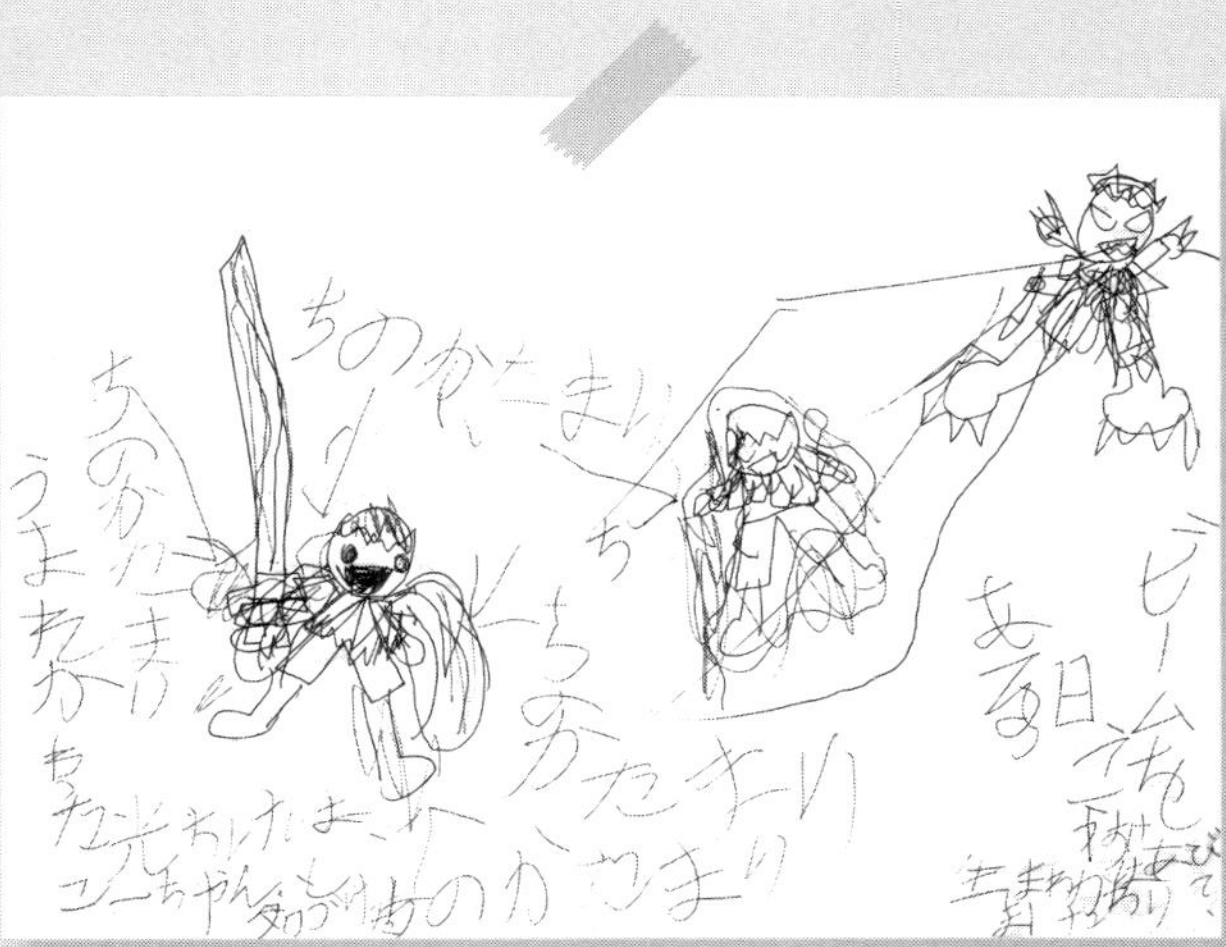

表現❻

ダシ摂取から13日目。「ある日ビームをあびてこうすけは生まれかわりました」。2008年11月1日。

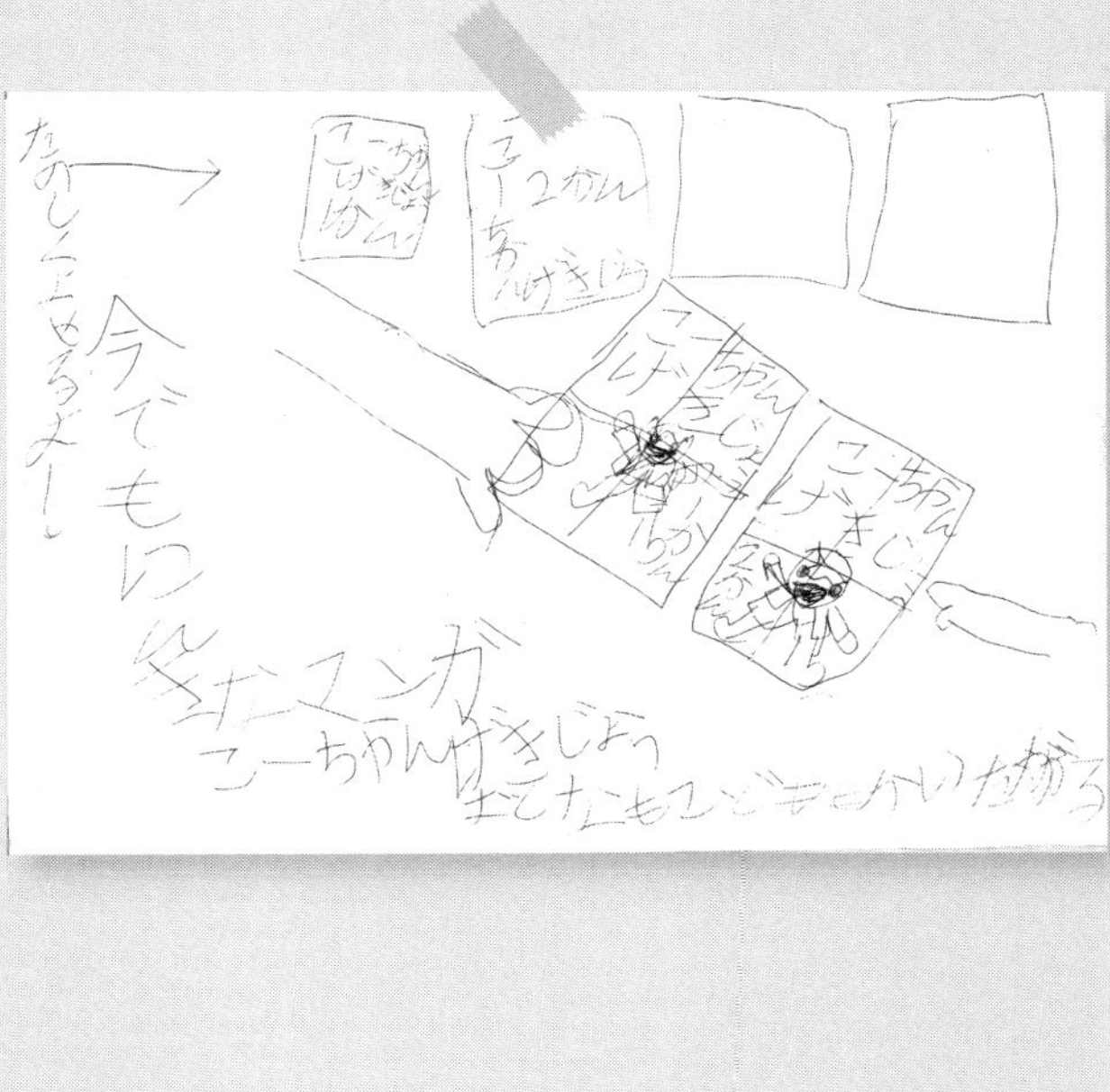

表現❼

〔表現6〕の裏には、自分の漫画が売れるという将来の夢が描かれた。

「ある日、ビームをあびて、こうすけは生まれかわりました」と書かれた文字。「ち(血)のかたまり」という文字が一枚の紙に三カ所も書かれている。血の固まりを、今までの自分を脱ぎ捨てることで、新しい自分に生まれ変わった、と読み取れる表現だ。鋭い目も、笑顔へと置き換わっている。

今までの自分と何かが違う——無意識かもしれないが変化を察知し、「生まれかわり」と表現したのではないだろうか。

さらに、この絵の裏面には、別の絵【表現7】が描かれていた。

「こーちゃんげきじょう」とは、こうちゃんが書いたマンガである。じつはこうちゃん、漫画家になるのが夢なのだ。

「今でもにんきのマンガ　こーちゃんげきじょう　おとなもこどももかいたがる(買いたがる)」と、自分の描いた漫画が積み上げられ、人々が買う場面が表現されている。大人の手と子どもの手を描き分け、強調した構図だ。自分の漫画が売れる将来を思い描いたのだろう。

過去の自分、生まれ変わった現在の自分、そして将来の夢までが紙の表裏に同時に描かれたこの一枚は、これまでの作品と一線を画す絵となった。

◉給食の克服

ダシ摂取開始二週間目の給食では、

「わかめサラダを食べてみたら、おいしかったよ」

と帰宅後、誇らしげに母親に報告する。

これまで口に入れることさえ嫌がっていた海藻や生野菜を、自分から食べてみようと試みたこと、そして、その食感も味も「おいしかった」と受け入れることができたことに、母親は目を丸くした。

そして、週に二〜三回は通っていたマクドナルドにも、行きたがらなくなったのだ。大好きだったカップラーメンも、あまり欲しがらなくなった。日ごとに食べられるものが広がり、味覚の幅も豊富になってきたこうちゃん。

これまで、たくさん残し、あるいはほとんど時間内に食べ終わることができなかった給食も時間内に食べ切れるようになってきた。

そして、登校を嫌がる要因のひとつとなっていた給食を克服することで、元気に登校できるようになっていったのだ。

◉「特別メニュー」の卒業

離乳食以降、ひどい偏食が続いていたこうちゃんは、家でも家族と同じメニューを食べることができずにいた。

父、母、姉の家族は、たとえば夜であれば、ご飯に味噌汁、焼き魚に納豆、おひたし、といったごく一般的な食生活を送っていたが、こうちゃんだけは、カップラーメンにチキンナゲットといった「特別メニュー」を続けてきたのである。

天然ダシを使い始めてちょうど一カ月目。

こうちゃんはついに、「特別メニュー」を卒業することになった。両親と姉と同じ食事を、残さずおいしく食べられるようになったのである。

この日の記念すべきメニューは、「納豆ご飯、マーボ豆腐、野菜スティック、ジャガイモの味噌汁」であった。

「光輔の食がこんなに変わるなんて」

ダシの思いがけない効果を目の当たりにすると、母親の意識も変わった。

ダシの使用と並行して、ミネラルの摂取が期待できる「煮干」を、ふだんの料理にも積極的に使いはじめたのである。

するとこうちゃんも、おやつの時間になると、

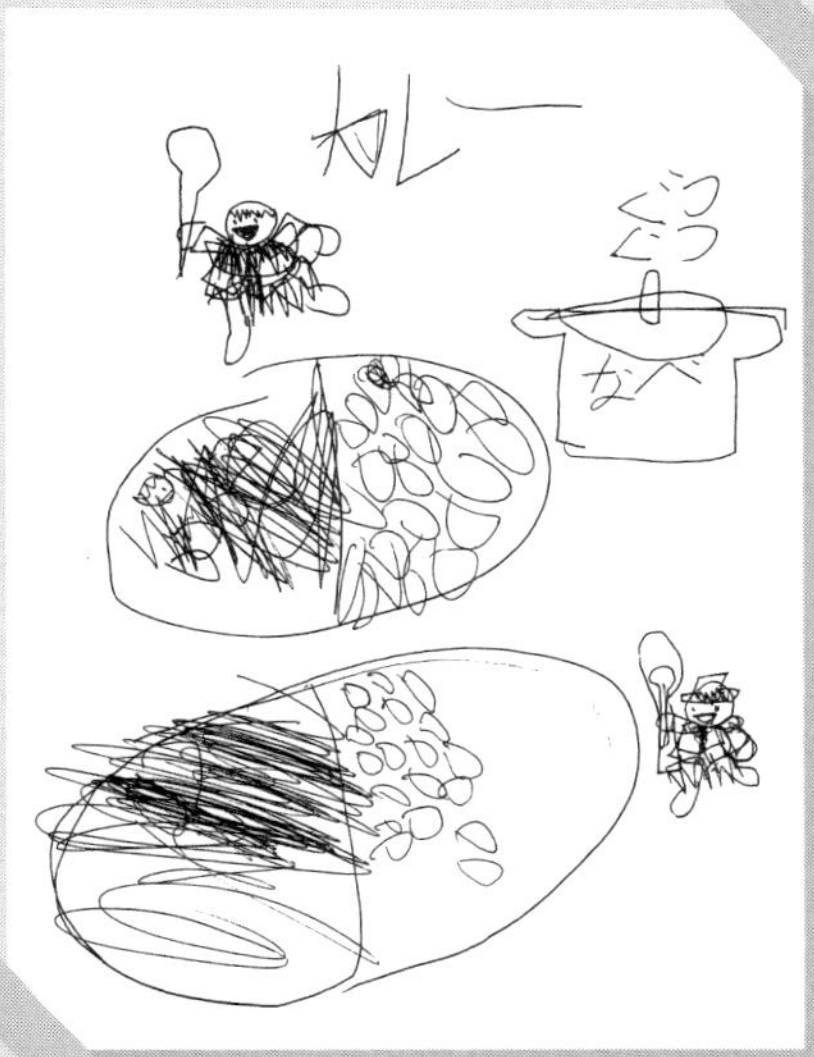

表現❽

ダシ摂取から２カ月。数多く食べ物の絵も登場しはじめる。2008年12月初旬。

「僕、にぼしちゃん、食べる！」

と、自ら煮干を口にするようになっていったのだ。

同時に、食への関心も広げていく。絵にもそれが表現されるようになった。食べられるものが極めて限られていたこうちゃん。これまで食事に楽しみを感じることはほとんどなかったのだろう。「食」にまつわる絵を描くことは一度もなかった。

それが味覚の広がりとともに、ジャガイモの皮をむいたり、肉を焼いたりと、調理の場面が数多く描かれるようになる。

その後、そうした絵の中に、巨大なカレーライスが登場する。［表現8］

である。

絵のモチーフの大きさには、その子の関心事の比重が反映されることが多い。

ぐつぐつと煮えたぎる鍋と、身体の数倍もあるカレー皿の横に、大きなスプーンを手に持ち、にっこりと笑って立つこうちゃん。食べられるものが増えて、食を楽しめるようになってきた喜びが、存分に表現されている。

さらに次のページには、「2人で一つのカレーってたのしいね」と書き込まれた絵も続く。こうちゃんは、人と一緒に食べる喜びも感じられるようになってきたのだ。

◉療育センターの作業療法が終了

「今日は、こちらの補助は一切必要なかったですね。とても落ち着いて取り組めていました。いったん治療は終了しましょう」

ダシ摂取から三週間、毎月一度通っていた作業療法が終了する。

この診断に母親は驚いた。

ダシ摂取開始の一〇日前の診察では、握力が弱く、作業療法の先生から、「家でも、雑巾しぼりなど、握力を鍛える練習をしてください」と言われて帰ったのだが、特別な練習はできないまま、この日の診察を迎えていたのだ。

握力を鍛える練習は一度もできなかったのに、この日は握力が出た。また、何度も握力計を握って、もっともっと力を出そうと挑戦する、意欲的な姿まで見られた。

新しい環境が苦手だったにもかかわらず、この日は初めて入る部屋での治療も戸惑うこともなく、先生の補助も借りずに、すべての作業をこなし、治療終了の診断が下ったのだ。

「家ではずいぶん落ち着いてきたなぁと思っていたけれど、療育センターの先生にまで認めてもらって嬉しい」

と、母親は、驚きと喜びで胸がいっぱいになる。

感情のコントロールと同時に、指先にも、バランスよく力が入るようになった。身体感覚のアンバランスという症状が、ダシ摂取をきっかけに、改善してきたと考えられる。

その翌日には、歯医者さんでも歯磨き指導を完璧にこなして、先生にほめられたのだ。これまで毎回の治療も泣いて暴れて、先生も母親もひと苦労だった治療は、「お兄さんになったね」とほめられる場に変わっていた。

こうちゃん自身も、自らの心身に起きている変化を自覚していたのだろうか。

作業療法終了の五日前には、

「いつものこうちゃんとちがうでしょ」と、以前の自分と違うことを強調している。[表現9] そして [表現10] には、ひときわ太く書かれた「きんぐ」の文字。王冠をかぶり、剣を片手に満面の笑みを浮かべた「きんぐこーちゃん」を描いていたのだ。食も安定し、感情のコントロールもできるようになりつつあり、心身ともに以前よりもたくましくなった自分をキングと表現したのだろう。

二つの絵はともに剣を手にしているが、じつはパニックを起こしていた時期にも、「剣」の表現はたくさん見られた。

しかし、かつての剣は、恐怖やイライラした心情を象徴するかのように、刃の鋭さが痛々しく目立っていた。しかし「きんぐこうちゃん」では、自分の手でしっかりと剣を握り締めている。剣は自在にコントロールできるもの、そして自身の強さや男の子であることを象徴する道具へと変わり、刃先の幅が広くなっている。こうした変化からは、心身の混乱・暴走が、自分の手でコントロールできるようになってきたことを読み取ることができる。

「最近、こうちゃん、男の子っぽくなったよ。喧嘩しても泣かなくなった」

と、姉も弟の様子を見守っている。

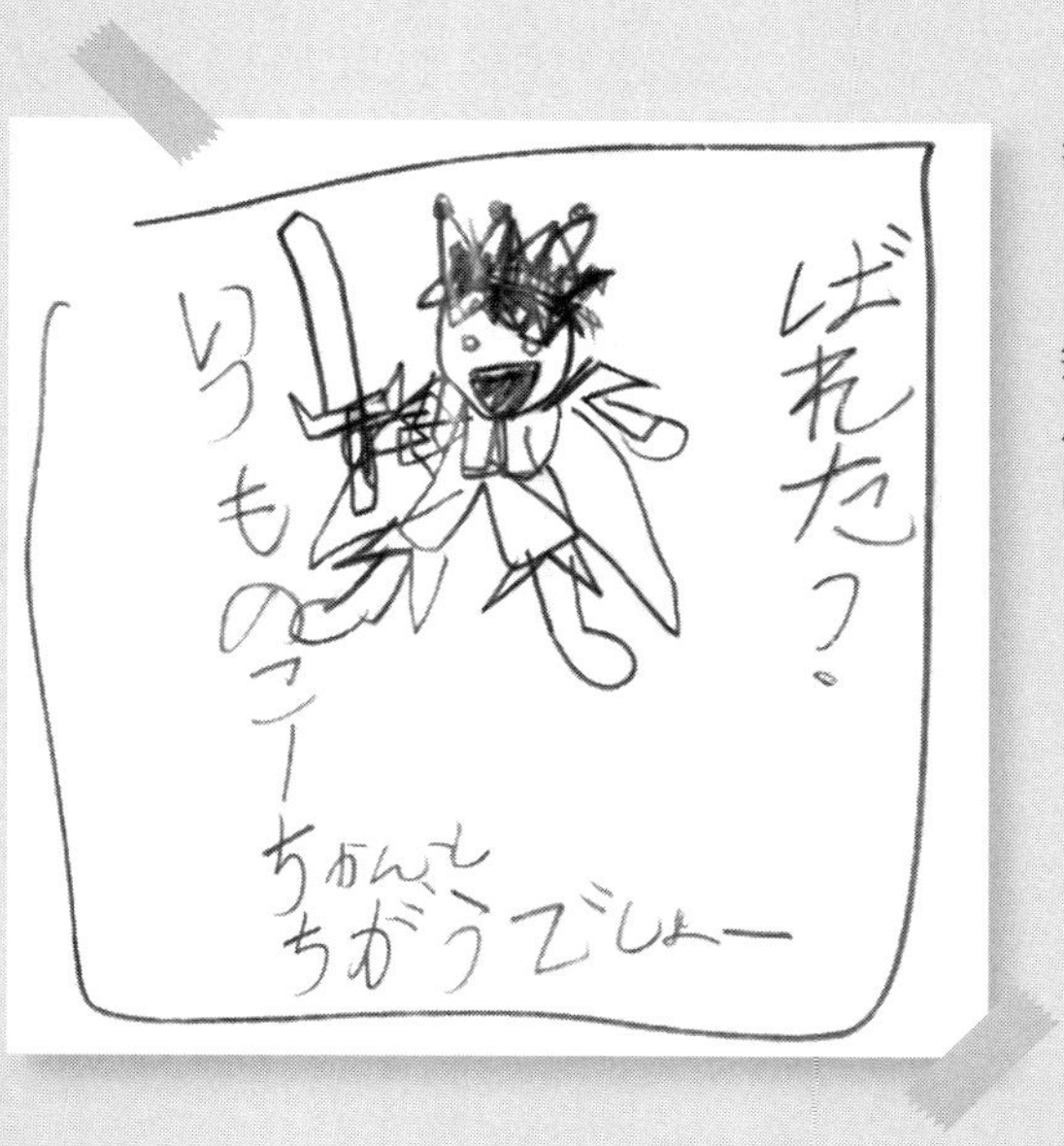

表現⑨

ダシ摂取から16日目。「いつものこーちゃんとちがうでしょー」。2008年11月4日。

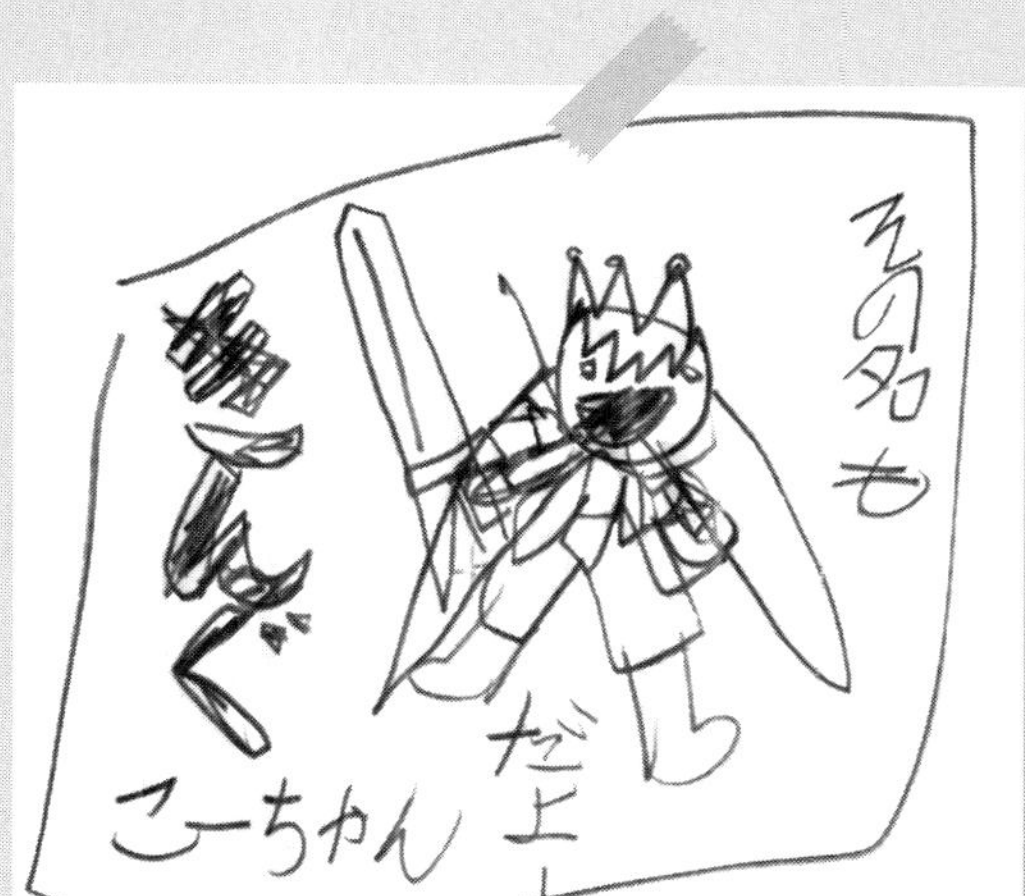

表現⑩

［表現9］を描いた同じ日。次のページには「きんぐこーちゃん」が堂々と登場。

表情が穏やかになる——ダシ摂取後一カ月〜三カ月

家庭だけではなく、学校でも、こうちゃんの変化に注目が集まるようになった。

ダシ摂取二カ月後には、先生から、

◉学校でも「表情が穏やかになりました」

「表情が穏やかになりました」

「目立つ行動がなくなってきましたね」

と、声をかけられるようになった。

これまでこうちゃんは、各クラスの担任の先生とは別に、学年を横断して必要に応じて生徒の指導にあたる「サポートの先生」の補助を受けることが多かった。だが、二学期後半になると、サポートの先生の指導を受けることもほとんどなくなった。

「こうちゃんって、こんなにおもしろい子だったっけ？」

以前の荒れていた彼を知るクラスメートからも、親愛と驚きの声があがるようになる。困った子、暴れる子というレッテルが、次第に塗り替えられていく。

「学校で○○ができるようになったよ」と父親に手紙を書くなど、自信を育むようにもなってきた。

先生にも「意欲的になりましたね」と言われ、テストでも百点を連続してとってくるようになる。

この時期、こうちゃんの内面に意欲ややる気が溢れてきたことを象徴する表現が続く。こうちゃんの身体から、放射線状の吹きだしが出て、「がんばる」「ぜったいかつ」という言葉が書かれているのだ【表現11】。

続いて、輝く星の中で、満面の笑みを浮かべるこうちゃんが描かれた【表現12】。

「こーちゃんがあんなにかがや（輝）いてる」と書かれた文字。

自分が描いた星を指差して、

「こうちゃんからキラキラって光が出ているんだよ」

と私に説明してくれた。自分自身が光を発していると感じられるほどに、エネルギーが湧いてくるようになったのだろうか。それは、身体的なものだけでなく、自分から意欲的に行動できるようになった変化を象徴しているかのようだ。

一学期に、「見えねーよ」と、黒く塗っていた表現から、自ら光を放つ「輝くこうちゃん」へ。一八〇度異なる自己評価には、目をみはるものがある。

「暗闇」から「光」へ、ダシ摂取前後のこうちゃんの心身に起きた変化を象徴しているかのような一枚といえるだろう。

◉友だちへの関心が広がる

ダシを摂取する以前は、こうちゃんが友だちの名前を家で口にすることは一度もなかった。記憶力のよいこうちゃんなので、名前を覚えられなかったわけではないだろう。

「自分のことで精一杯で、お友だちのことまで関心が持てなかったのだと思う」

と母親が振り返る。

ところが、ダシ摂取開始から一カ月半後、体調の安定や、気持ちの落ち着きが出てくると、

「今日、〇〇くんがこうしてね」

と、友だちの様子を詳しく話すようになり、絵にも、人への関心の広がりが描かれはじめたのだ。

子どもの絵に登場するモチーフの数は、関心事の状態が反映されることが多い。

かつては、自分一人を描くことの多かったこうちゃん。

ところが、ダシ摂取四五日目、三人の「こうちゃん隊」が描かれる。初めての仲間の出

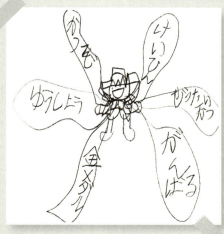

表現⑪

ダシ摂取から２カ月。マラソン大会のストーリーの絵の中に「かつぞ」「がんばる」。2008年12月中旬。

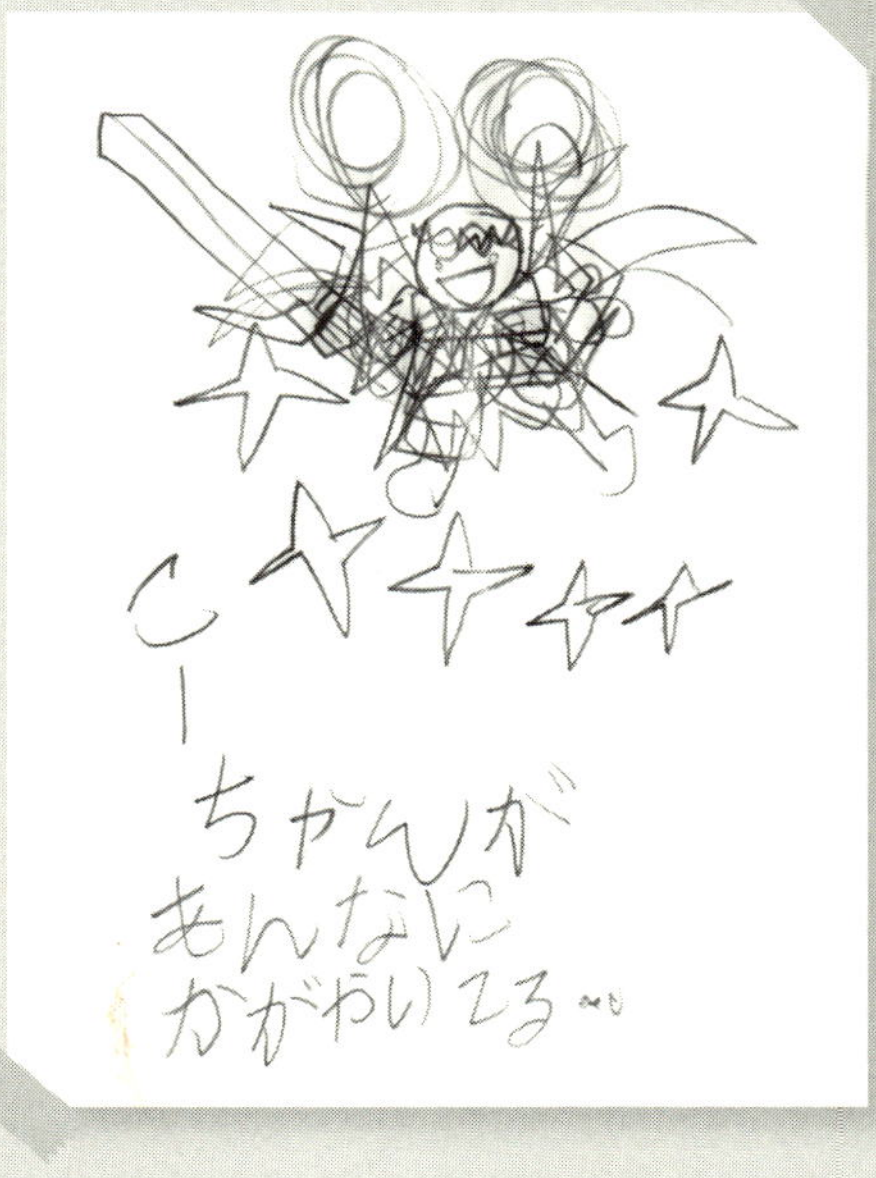

表現⑫

「こーちゃんがあんなにかがやいてる」。2008年12月中旬。

現だ［表現13］。その後、隊員は一一人［表現14］、二八人［表現15］と、順に増えていく。

絵の中で、こうちゃんは隊長となって、仲間に問いかけている。

「ゆうすけくん、気分はどう?」

「うん、とてもたのしい」

という返事。他者を気遣う言葉が出てきたのは初めてのことだった。

段階を追って仲間が増えていく三つの絵からは、集団への関心が段階を追って広がってきている様子が伝わってくる。

◉今までにない行動

この絵を描いた二〇日後、学校の教室でも、今までにない行動が見られた。

図工の時間。工作の得意なこうちゃんは、真っ先に課題を終えた。すると、クラスメートみんなの席をまわって、工作で出たごみ拾いを始めたのだ。

先生からも、友だちからも、

「ありがとう」

と、大きな拍手が起こる。

その数日後、母親と一緒にお風呂に入りながら、

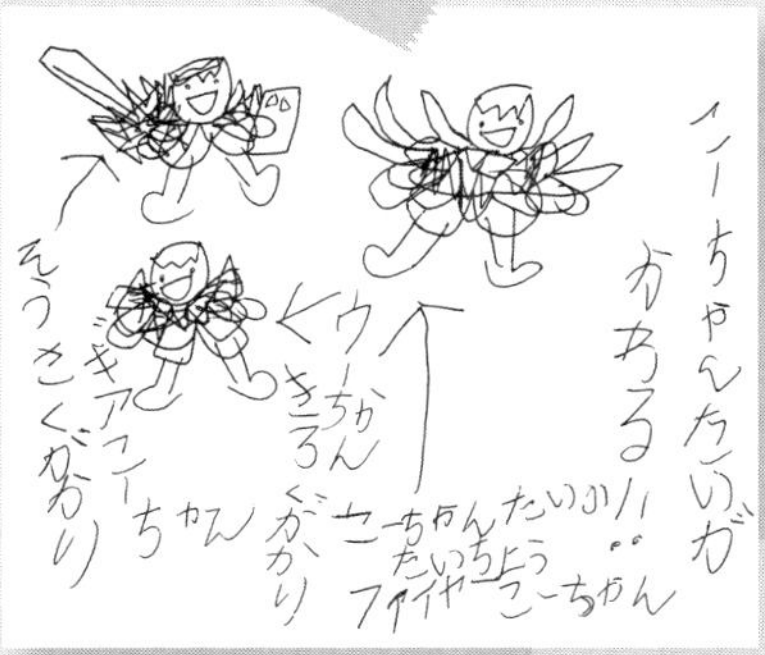

表現⑬

初めて描かれた仲間。
2008年12月3日。

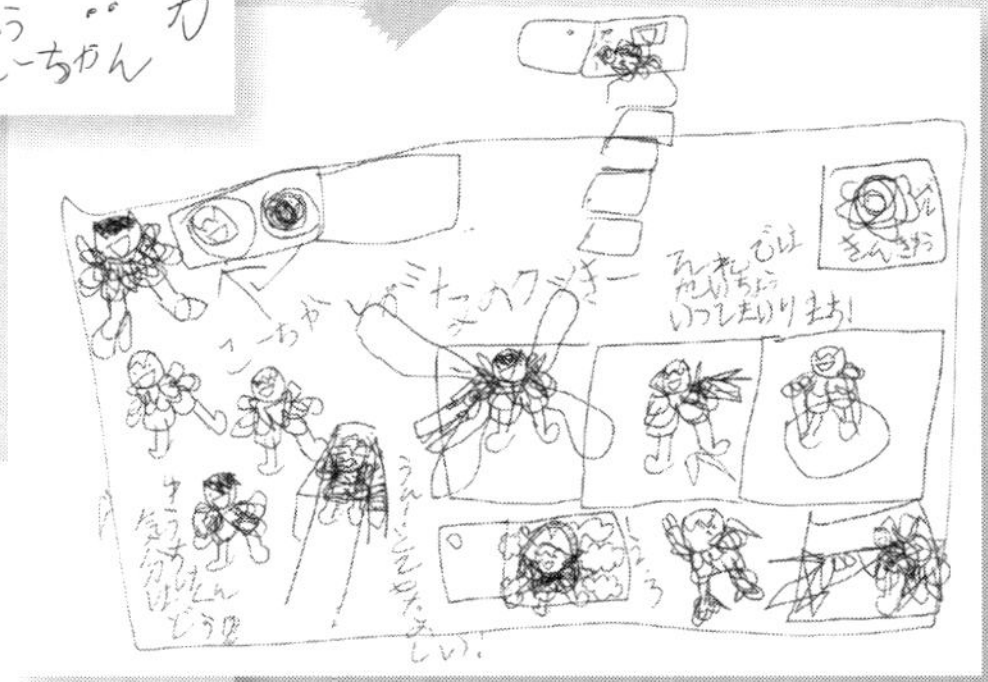

表現⑭

仲間は11人へ。複数の人物は友だちへの関心の表れ。相手を気遣うやりとりまで描かれた。2008年12月中旬。

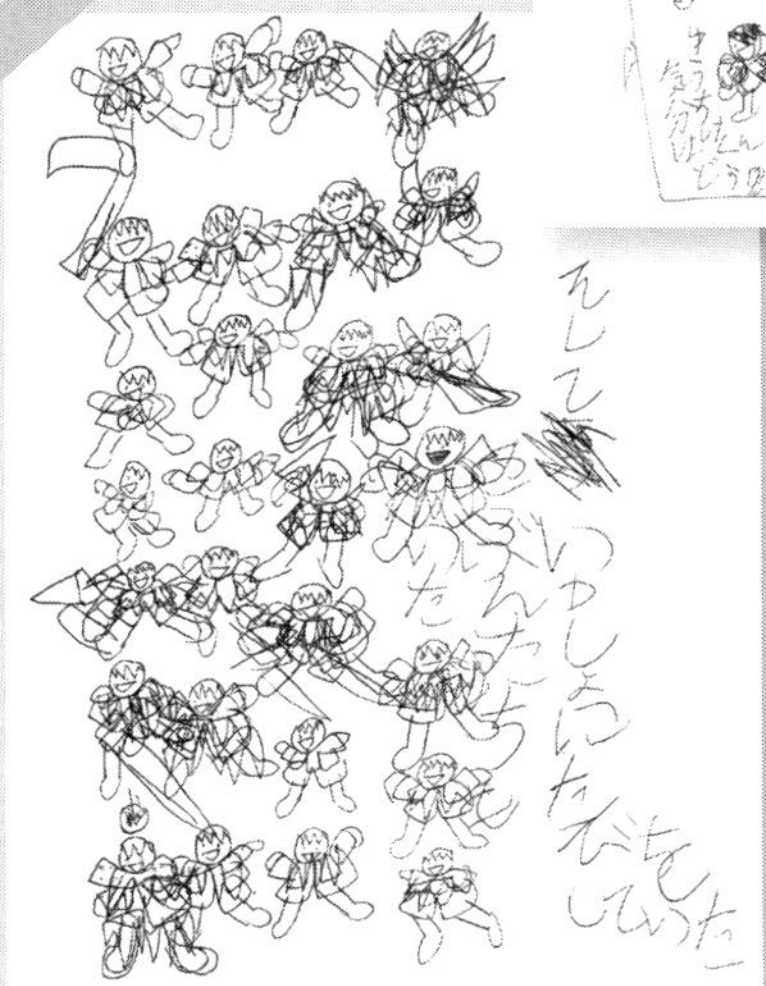

表現⑮

28人に増えたこうちゃん隊。「そしていっしょにたびをしていた」。2008年12月下旬。

「こうちゃん、いままで、クラスのみんなにいっぱいお世話になったから」

と話したという。

パニックを起こして暴れたこと、混乱して大声で泣きわめいたこと、配膳された給食を床にばらまいてしまったこと——それらすべてが、こうちゃんの中に迷惑をかけた記憶として残っていたのだろう。

母親はふと、ダシ摂取直後に作った「お手伝いカード」の「めいわく（迷惑）にならなくできましたか」という項目を思い出した。

「やっぱり、荒れていた当時、クラスのみんなに迷惑をかけているという自覚がこの子にはあったのね。どうにもならない状況の中、どんなにつらかったか」

あらためて当時のこうちゃんの疎外感を想像する。

「それが、いまは集団の一員として、みんなへの感謝を行動に表せるようになったなんて」

ここまでの変化に、私たちは胸が詰まった。

ひとりで徒競走に出て走る！――ダシ摂取後三カ月～一年

◉さらなる変化――心理療法の終了

「通学班でみなと一緒に（学校に）いけるようにがんばります」

「野菜をたくさん食べられるようにがんばります」

と、新年の目標に書いたこうちゃん。天気のよい日は、母親がいなくとも、友だち同士で通学できるようになった。

そして、希望に溢れた三学期の始まりを象徴するかのように、こうちゃんの絵には大きな太陽が描かれる［表現16］。今まで見られなかった地面の上に、左右対称の安定した構図で電柱も立ち、この時期の心身の落ち着きと意欲の高まりがうかがえるのだ。

「小さいころにはできなかったことが、どんどんできるようになって、大きくなるとたくさんいいことがあると思いました」と綴り、自分の成長や心身の変化をかみしめている。

「ひとりでこんなにたくさん発表できるようになったなんて」

授業参観に行った母親は、みんなの前で堂々と発表するこうちゃんの姿に感動し、安堵する。二年生最後のお別れ会では、立候補して司会も務めた。

ダシ摂取直後に、「治療の間隔をあけても大丈夫」と言われたものの、母親が心配で続けていた療育センターの心理療法も、春休みには、ついに終了する。

処方される精神安定剤も、ほとんど服用する必要がなくなってきたのだ。

◉微細運動障害も克服

新しい環境が苦手だったこうちゃんだが、三年生への進級は、順調にスタートした。

学習意欲もさらに高まり、家庭での「自主学習ノート」には熱心に絵と文章で日記が綴られる。

そこには、緻密な表現［表現17］や、鯛焼きの断面を図解する初めての立体的な表現［表現18］が描かれるようになる。

視点の広がりや集中力、細かな観察力の伸びが存分に見られる。

先生に「こまかいところまで書けたね」とのコメントもいただいている。

小さい字を書く意欲が出て、姉が使っているノートと同じ一センチのマス目にきれいに字を書けるようになっているのだ。

これらの細かな表現は、手先も自由に使えるようになったことを象徴しており、微細運

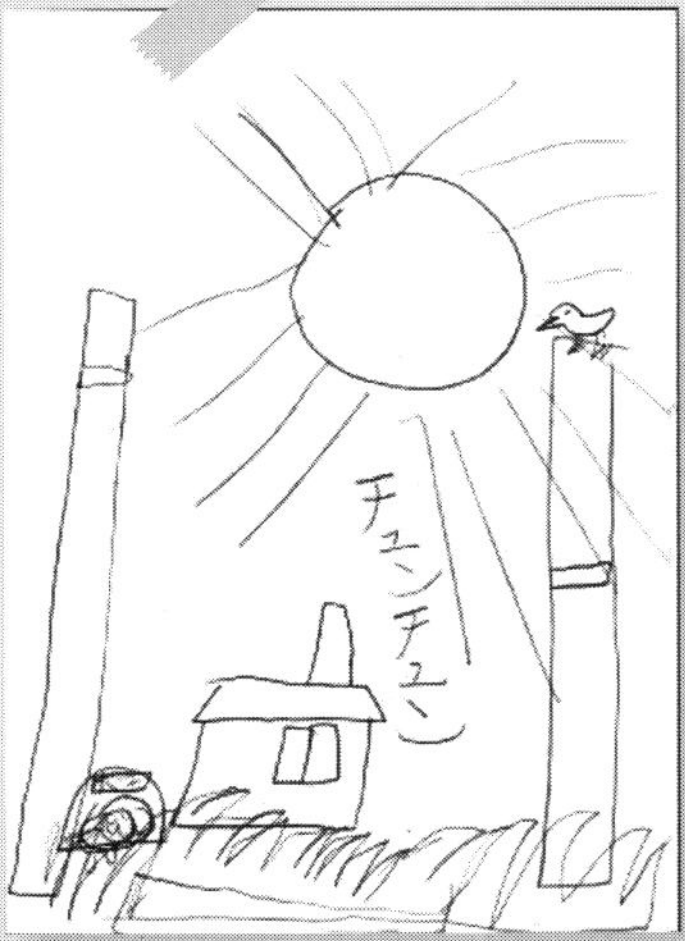
チュンチュン

表現⑯

安定した構図に、ひときわ大きな太陽が描かれた。２００９年1月初旬。

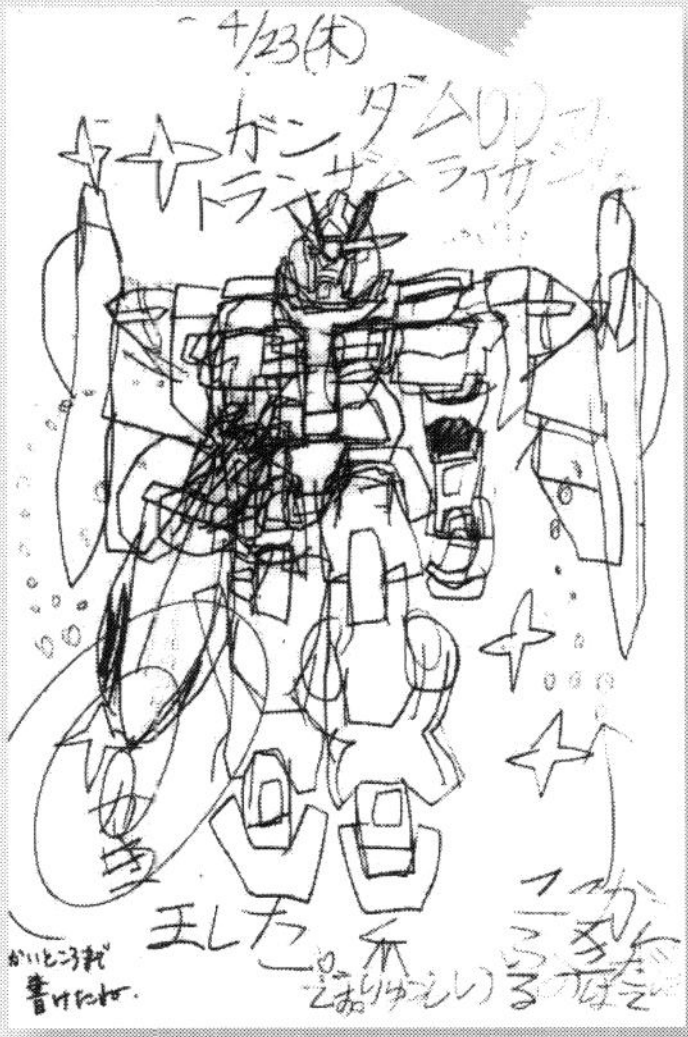
4/23(木)
かいところまで
書けたね。

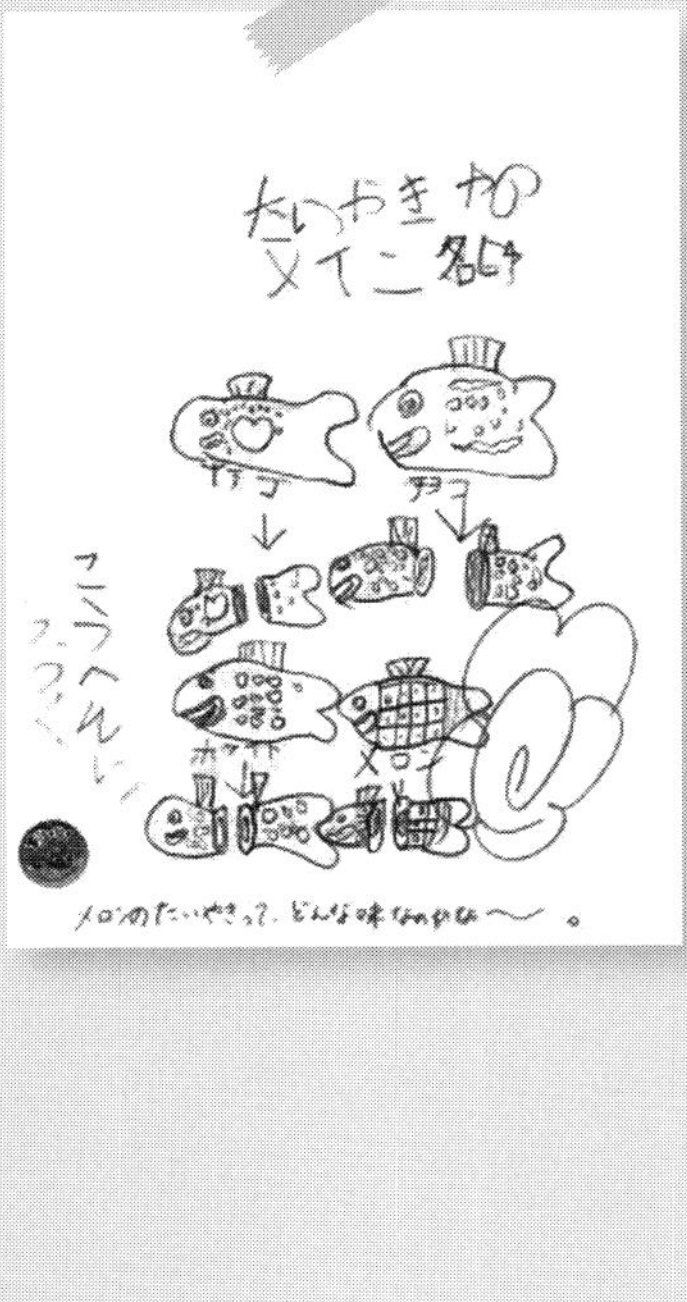
メロンのたいやきって、どんな味なのかな〜。

表現⑰

ダシ摂取から半年。模写を始め、綿密な絵に挑戦する。２００９年４月２３日。

表現⑱

ダシ摂取から９カ月。２段目、４段目に描かれているのが鯛焼きを輪切りにした断面図。２００９年７月中旬。

動障害の名残りは一切感じられない。

授業内容をしっかり理解し、テストも百点が続く。

夏休みのプールには、すべて参加し、検定に向けて自分から練習する姿も見られる。

「プールも恐怖だったのに……」。こうちゃんの「嫌だったこと」「できなかったこと」が急激に克服できるようになってきた。自転車にも乗れるようになっていたのだ。

そして、迎えた三年生の運動会。

一年前には、練習が恐怖で、怪獣にナイフが突き刺さる絵を描いていたこうちゃんだが、すべての競技に先生の補助なく参加でき、運動会を楽しめた。

「この子が、一人で徒競走に出て走っている姿を見て、涙が出そうになった……」

母親の喜びは大きい。

さらに、二学期の目標に「みんなのために、できれば役だつかかり（係）をりっこうほ（立候補）したいです。二〇分休みなどに絵だけじゃなくて、字の復習をします」と書いたこうちゃん。

みんなの役に立つことを……こうちゃん自身が自分で書いた意味は大きい。

これを見た母親は、ここまで成長した、そしてまわりのことが視野に入るようになったことが信じられない様子だ。

そして、一年が経過する……

◉「困ったことが起きていないわ」

初めて「天然ダシ」を使った日からほぼ毎日欠かさず摂取し続けて、一年が経過する。「何に対しても極度に嫌がることがなくなりました。友だちとのかかわりも増えてきています」と、先生から言われるようになっていた。

集団生活における困難さは、目に見えて減っているのだ。

人のかかわりの出発点として、特定の相手とのつながりが持てるようになることは非常に大切なことだが、こうちゃんも含めアスペルガー症候群の症状のひとつとして、この部分の苦手さが見られることが多い。

しかし、この時期のこうちゃんは、特定の友だちと毎日一緒に下校するようになってきたのだ。相手の友だちも、こうちゃんとともに過ごす時間を楽しんでいる様子。

二人並んで歩く後ろ姿に、これまで孤独な闘いの中にいたこうちゃんの姿が思い起こされ、母親も胸がいっぱいになる。

「最近のこうちゃんの心配なことは?」と聞くと、

「うーん」としばらく間があいた。

「これといって、困ったことが起きていないわ」

ダシを毎日摂取してきたこと以外、特別なことはしていないこの一年のこうちゃんの変化の大きさに母親も改めて驚いている。

つい最近までは、目の前の一日一日を過ごすのが精一杯だったのに。

家でも学校でも、笑顔がぐんと増え、友だちもできて喜んで登校しているこうちゃん。

こうちゃんの世界は、確実に広がり、こうちゃんから見る景色も、周囲の人のこうちゃん像も、確実に変わってきたのだ。

◉こうちゃんの絵からのメッセージ

「この子が生まれてから、今が一番平和なの」

母親は、こうちゃんの変化に驚き、涙ぐむ。

「ダシを使い始めてすぐに、パニックがおさまったでしょう。それだけでも、すごく楽になった……発達障害っていろいろな症状があるけれど、その中のひとつでも改善できたら、私たちは救われるの」

しみじみとダシ使用前後を振り返る。

ヨチヨチ歩きを始めたころから、一瞬も気持ちを休めることができなかった母親にとって、こうちゃんの思春期、青年期へ向けて、学校生活や人間関係における不安がすべてなくなったわけではないが、落ち着いた「平和な日々」が当たり前になっている現実が何より嬉しいという。

「ここまでこの子が変わるとは思わなかった」

最近の母親は、「あっ、〇ちゃんのママにメールしてみなくては」と、子育てに困っているママ友だちの相談に乗る気持ちのゆとりが出てきている。

母親は、こうちゃんがつらい時期には、よく抱っこやおんぶをしていた。

「もう小学生なのに」という周囲の好奇の視線にも傷つき、体重も増えたこうちゃんを抱きかかえるのは体力的にもたいへんだったという。

でも、この時期にしっかりと母親との信頼関係を築けていたことが、こうちゃんの目覚ましい変化を加速させたと感じている。

「奇跡の回復」と呼ぶにふさわしいこうちゃんの心身の変化は、ダシ摂取前後に描かれた絵に、無意識のうちに克明に表現されてきた。

こうちゃんの絵は、母親が私と会うたびに、大事そうに持ってきて、見せてくれたのだが、毎回、私の目を釘付けにした。

「まさか」「本当に?」と、私自身もこうちゃんの変化が如実に表れていたことに驚きの連続だった。そして、子どもが自由に描いた絵は、大人の絵を未熟にしたものではなく、そのときどきの心身の状態が、そのまま映し出され、大きな意味を持っていることを改めて実感した。

これらの絵は、こうちゃんの抱えていた心の闇を吐き出し、回復する力を助けたのだが、それだけでなく、以前のこうちゃんと同じようにつらい思いをしている子どもたちや、困り果てている多くの親に向けて、大きなメッセージを伝えてくれようとしていると、私は感じながら、今、こうちゃんの絵を見ている。

第3章

アスペルガー症候群がよくなった理由

奇跡の回復……二人目、三人目

◉「アスペルガー症候群・奇跡の回復」

「アスペルガー症候群・奇跡の回復」と題して、『食品と暮らしの安全』二〇〇八年一二月号から、こうちゃんが回復する様子を連載し、大反響を呼んでいる原稿に加筆したのが第2章である。

これはまさに「奇跡の回復」だった。

「無添加白だし（三合わせ）」で治せるのは、おそらくミネラル不足に関する部分だけ。それなのに、奇跡のようにどんどん症状がよくなっていったのである。

こんなによくなった理由として、第一に挙げられるのは、不足していたミネラルがうまく充足されたことだ。

第二は、こうちゃんは絵が大好きで、いつも絵を描いていたことだ。それでストレスが抜かれ、他の子どもより心の傷が浅くて済んだのだろう。

◉偶然、プロの色彩心理インストラクターがいた

第三は、第2章の著者である国光美佳さんがいたからだ。国光さんは、色彩心理インストラクターやチャイルドアートカウンセラーの資格を持ち、母親や親子を対象に、子育て支援のカラーワークを行なっている。

子どもには絵を自由に描いてもらいながら、ストレスを軽減させ、子どもが自ら健全に育つように導くのである。どんな絵を描くようにという指導は一切行なわない。だから、子どもは自由に絵を描くから、一番気になっていることが描かれ、ストレスが根源から抜けていって、心の傷が治っていくのだ。

それで、こうちゃんは、後遺症がまったく見えないほど回復したのだろう。

◉発達障害児では最初のモニター例

離乳食のころからずっと怒られ続けながら生きてきたのに、こうちゃんがどんどん回復して「いい子」になっていく様子は、本当に奇跡のようだった。

「治らない」と言われている発達障害児にもモニター調査を行なったが、その最初の例が、これほどの回復を見たことが、奇跡だったともいえよう。

奇跡はめったに起きないので、いつもこんなによくなるわけではない、と考えておく必

要がある。

それでも、アスペルガー症候群に関しては、ほとんどよくなった二例目、三例目が次のように出ている。だから、もしかしたら、かなり高い確率でよくなるのかもしれない。

◉アスペルガー症候群がよくなった二人目

『食品と暮らしの安全』の読者で、アスペルガー症候群と診断された小学四年生の息子を持つお母さんは、「アスペルガー症候群・奇跡の回復」の記事を読んでから、この天然ダシを料理に使い始めた。それとともに、ダシを水に入れて息子に飲ませるようにした。

すると二日目には、子ども向け通信教育で勉強したいと言い出した。

一週間後に行なわれた運動会では何も問題なく競技をこなし、八日目には、何回挑戦しても合格できなかったスイミングスクールの進級テストにも合格した。

一〇日目には「スポーツ少年クラブに入りたい」と言い出した。

こうして、勉強もスポーツも自分から進んでするようになったのだが、地域のスポーツ少年クラブでも、息子は何も問題を起こさない。

この母親は、午後三時に息子が帰ってきてからはつきっきりで世話をしていた。それが天然ダシを使い始めると、息子から解放されて余裕ができたので、一カ月後には就職して働き始めた。

　夢のような話だが、本当の話である。

◉三人目は中学三年生

　三人目をよくしたのは、『食品と暮らしの安全』の読者である祖母だ。

　中学三年生の孫は、味覚が過敏で、小六のときアスペルガー症候群と診断されていた。

　息子夫婦とは一緒に住んでいないので、「アスペルガー症候群が治るかもしれない」とは言わず、息子の嫁に「おいしいダシだから」と言って、天然ダシを贈った。

　もらった嫁は、天然ダシを使わざるをえないので、料理に使い始めた。

　祖母が電話をしてみると、子どもは声が大きくなり、元気になっていた。

　二本目を使っているときには、成績が上がった。

　味覚が過敏な部分は残っているが、いろんなものを食べようとするようになり、以前は食べられなかった野菜がだんだん食べられるようになってきた。

　運動会では、応援団に自分で立候補して大太鼓を打った。

　これだけで母親は充分に驚いたのだが、その後に行なわれた音楽祭では、指揮者に自分から名乗り出て、立派に指揮をしたのである。

祖母が贈った天然ダシを食事に使うだけで、生徒本人も母親も、何も知らないまま、こんなにいいことがあったのだ。

どうして子どもたちはよくなるのか?

◉抜かれたものを戻して食べる

「治らない」と言われるアスペルガー症候群が、天然ダシを料理に使ったり、ジュースや水に入れて飲むだけで、医師が認めた患者が三人もよくなったことを、本書を書きあげる寸前まで、専門家はだれも信じてくれなかった。

だが、第1章を読まれた方は、ある程度よくなるのは当然と思っていただけただろう。

現代の食生活には、「水煮食品によるミネラル不足」という共通欠陥があって、溶け出て摂取できなかったミネラルの中で、必要なものを、水煮で煮出したダシで補ったからだ。

天然ダシの原料にした魚は脊柱動物だから、やはり脊柱動物である人間が生きるのに必要な、すべての種類のミネラルを含んでいる可能性が高い。

ただ、人間と魚では必要とするミネラルの量とバランスが大きく違っているので、日本で昔からダシに使われてきたイワシと昆布に、イワシとはタイプの違うトビウオを丸ごと加え、「三合わせ」にして、ミネラルバランスをよくしてある。

この天然ダシは液体なので、抽出されたミネラルは、そのまま液体に溶け込んでいる。溶けていると早く確実に体内に吸収される上、アミノ酸がミネラルの吸収率を高める。

こうちゃんはそれを飲んでいたから、足りなかったミネラルが補給され、どんどん症状が改善されたのだ。われわれが選んだ天然ダシで、ミネラル不足による疾患がよくなるのは、セオリーどおりなのである。

◉「微細運動障害」が治ったことの意味

こうちゃんは、「微細運動障害」もあると診断され、医師に「鉛筆をちゃんと握れない」と言われて、矯正用の鉛筆を使うように指示されていた。

しかし、矯正用の鉛筆は使わなかった。それもあって、鉛筆の持ち方は今でも独特だが、最近の絵を見ると、微細運動障害は残っていない。

微細運動障害が短期間に治ったことは、重要な意味を持っている。

この障害は、「心」があまり関与していないため、原因除去と症状の改善が近い関係にあるからだ。

したがって、神経伝達に問題があって、そこが治った可能性の高いことを示している。ミネラル不足のため、神経伝達がうまくできなくて、鉛筆をうまく使えなかったし、自転車にも乗れなかった。

それが、ミネラルを豊富に摂取したので、神経伝達がうまくでき、絵や字がうまく書けるようになって、自転車にも乗れるようになり、運動障害が治ったと考えられるのだ。

◉酵素を働かせるミネラル

では、ミネラルは神経伝達のどこでどのように働いているのだろうか。

私は、酵素にミネラルが取り込まれて働いた、と考えている。

食事からとったタンパク質を分解してアミノ酸にし、そのアミノ酸を遺伝子の指令によって並び替えて、酵素が作り出される。

酵素は多種類あって、全身のあらゆるところで働いている。神経伝達物質を作るときにも働いている。その酵素の多くに関与しているのがミネラルである。

酵素の近くに必要なミネラルがあって、そのミネラルが取り込まれないと働くことのできない酵素がたくさんある。だから、ミネラルを豊富に含む食品を食べていないと酵素が充分に働かなくなって、神経伝達物質が不足してしまうのだ。

◉こうちゃんの食生活と神経伝達物質

このことを、こうちゃんがアスペルガー症候群だったころの食生活を例に挙げて、どの栄養素が不足して神経伝達に異常が生じていたのかを、具体的に検証してみよう。

こうちゃんの朝食はウインナーかオムレツかポテトチップスかお菓子、昼は学校給食だが、あまり食べられず、夕食はマッシュポテトに海老ナゲットやチキンナゲットを加え、カップラーメンを食べ、野菜は一切食べず、外食ではマクドナルドが大好き……。

こんな食生活でも、炭水化物、タンパク質、脂肪はとれている。

では、脳内の神経伝達物質の生産に当てはめてみると、何が不足していたのか。

◉神経伝達物質を作る酵素が必要とするミネラル

脳には、興奮系、抑制系、調整系などの神経があって、それぞれが別の神経伝達物質を作り出し、それを利用すると排出し、また作り出しては排出するということを繰り返し行ないながら、正常な心を維持している。

各系の神経伝達物質を作る酵素が必要としているのは、ビタミンB群、ビタミンC、七つのミネラルである。

こうちゃんは、ウインナーとカップラーメンでビタミンB群を、ポテトチップスとマッシュポテトで、ビタミンCを摂取していた。

七つのミネラルは、含有量が微量だから、ウインナー、マッシュポテト、海老ナゲット、チキンナゲットに添加されているリン酸塩で大半が捕捉され、体外に排出されてしまう。

だから、ミネラルが不足していたのに違いない。

◉不足したミネラルをすべて補給できた

「無添加白だし（三合わせ）」には、今のところ三八のミネラル（元素）が微量に含まれていることがわかっている。あまりに微量で測定できなかったミネラルもたくさんあるから、もっと詳細に検査すれば、含まれる数は増えてくるはずである。

だが、現在判明している含有ミネラルで、こうちゃんがよくなった理由は説明できる。

神経伝達物質を作るのに必要なことが判明しているミネラルは、カルシウム、マグネシウム、鉄、銅、マンガン、亜鉛の他にリチウム、セレンがある。

これらのミネラルは、天然ダシにすべて含まれているから、一日に三度、天然ダシをとるようになれば、神経伝達物質がどんどん作られるようになって、こうちゃんは急激な回復を見せた、と考えられる。

「無添加白だし(三合わせ)」に含まれる38のミネラル(元素)

○	リチウム	Li		イットリウム	Y
○	ナトリウム	Na		ニオブ	Nb
○	マグネシウム	Mg	○	モリブデン	Mo
△	アルミニウム	Al		パラジウム	Pd
△	ケイ素	Si	△	カドミウム	Cd
○	リン	P	△	アンチモン	Sb
○	イオウ	S	○	ヨウ素	I
○	塩素	Cl	△	バリウム	Ba
○	カリウム	K		ハフニウム	Hf
○	カルシウム	Ca	△	タングステン	W
	スカンジウム	Sc		タリウム	Tl
○	クロム	Cr	△	鉛	Pb
○	マンガン	Mn		ランタン	La
○	鉄	Fe		セリウム	Ce
○	コバルト	Co		プラセオジム	Pr
○	銅	Cu		ユウロピウム	Eu
○	亜鉛	Zn		ガドリニウム	Gd
○	セレン	Se		エルビウム	Er
△	ストロンチウム	Sr	△	バナジウム	V

(1)○は人の必須元素、△はたぶん必須である元素(桜井 弘『金属は人体になぜ必要か』[講談社ブルーバックス]より)。

(2)原子吸光法とIPC発光分析装置による検査で含まれることを確認。IPCで定性分析したので含有量は不明。

(3)イオウはアミノ酸に含まれ、ヨウ素、バナジウムは昆布から、セレンは煮干から抽出される元素なので検査していない。

※「無添加白だし三合わせ」は、(株)安全すたいるで販売しています。
内容量：300㎖で販売価格 1180 円＋税(送料 800 円＋税／買上合計金額 8000 円以上で送料無料)

食事全体を見直してミネラルを！

◉食事全体を見直すことが必要

こうちゃんが使った天然ダシは、神経伝達をよくするミネラル補給法になるが、これだけですべてのミネラル不足が解消できるとは、われわれも考えていない。

その最大の理由は、油に多く含まれるミネラルがあった場合、それを液体の天然ダシがどのくらい含んでいるかがわからないからだ。

機械搾りの油には、独特の個性がある。その色と味と香りの成分にはミネラルが含まれているのに、それを取り除いて食べているのが現代の食生活である。

油から取り除かれたミネラルは、水煮食品から取り除かれたミネラルと、おそらく品目が異なっている。だから、油のミネラルも同時に補給するのが好ましいのだが、有効で簡単な方法が今のところ見つからない。

それでも、水煮食品から取り除かれたミネラルの中で人体に必要なものは、魚と昆布を水煮して抽出した天然ダシで補給できると考え、モニターの方に使ってもらったら、われわれ自身が驚くほどの驚異的な結果が何例も出てきたのである。

おそらく、もっと幅広いミネラルを充分に摂取すれば、もっと多くの疾患がよくなるはずなので、皆さんもぜひ食事全体を見直していただきたい。

◉味覚障害の子どもも天然ダシは大好き

こうちゃんは、天然ダシをとり始めると味覚障害が改善されて、食べられなかった学校給食を食べられるようになっていった。

このように発達障害児の多くは、味覚障害を起こしている。

味覚障害の原因の一つは亜鉛不足だ。だが、食品は多種の成分でできているから、亜鉛だけが不足するはずはない。多くのミネラルが同時に不足しているはずなのだ。

天然ダシには亜鉛も含まれているが、その他のミネラルもたくさん含まれているので、亜鉛のサプリメントより、天然ダシのほうがはるかに有効性が高い。

これまでの経験では、味覚が狂った子どもたちも、たいていは天然ダシをすぐ好きになる。だから、極端に偏った味覚を改善するキッカケを作れるのだ。

味覚が正常になれば、強制しなくてもいろんなものを食べられるようになるので、子どものストレスは大きく減る。そして、ほかの栄養素も充分とれるようになるのである。

◉改善に長くかかる障害もある

ミネラル不足で発達障害を起こして困っている子どもにミネラルを補給すると、障害の原因は取り除かれる。

だが、それで発達障害が急激な回復を見せるかどうかは、その子の状況によるだろう。

こうちゃんの例から考えると、神経伝達物質の不足が原因で起きているパニックであれば、すぐに起こさなくなるだろう。

だが、ミネラル不足を原因として神経の発達自体が遅れていたら、その発達を待たねばならないから、症状は徐々にしかよくならないだろう。それでも、神経組織が発達していけば、症状はどんどんよくなると信じ、本書を参考にミネラルを充分にとり続けていただきたい。

◉しばらく後の劇的改善もある

当初は、急激には改善しなくても、そんなに時間がかからないうちに改善し始めることも考えられる。

神経組織は発達しているのだが、神経伝達にかかわる部位のどこかが弱っていたり、病気のような障害を起こしていたら、その部位が元気になりさえすれば、子どもは急激に改善をしはじめることになる。だから、すぐに症状が改善しなくても、ミネラル補給を継続することが重要だ。

第1章で明らかにしたように、ほとんどすべての日本人は、ミネラル不足になっている。ミネラル補給を継続しておかないと、改善のチャンスを逃すことになるだろう。

◉二次障害には効かないのだが

発達障害児は、これまでの症状によって、心に傷を負っていることが多い。怒られるのは日常茶飯事。叩かれたり、蹴られたり、仲間はずれにされたり、先生や親や友人から将来を閉じるようなことを何度も言われてきているのが普通だ。

そのため、ミネラル補給で、子どもたちの心身が本来の能力を発揮できるようになっても、心に負った傷をなんとかしないと、本来の能力は発揮できない。

このような二次的な障害に関しては、ミネラルを補給しても効果がない。

ただ、われわれの経験では、ミネラル不足による一次障害は想像以上に幅が広く、一般的にいわれる二次障害の一部は一次障害のように思える。つまり、ミネラル補給だけで広い範囲に効果があるようだ。このことについては第4章を読んでいただきたい。

◉「必須微量ミネラル」の重要性

本書ではこれまで、「ミネラル」とか「微量ミネラル」と述べてきたが、人体に必要なミネラルは「必須ミネラル」という。

なかでも、カルシウム、リンのような「多量ミネラル」や、イオウ、カリウム、ナトリウム、マグネシウムのような「少量ミネラル」は検査しやすい。だから、よく研究されているので、これらが不足して各種の病気が増加しているとは、私たちも考えていない。

不足しているのは、必要量が非常に少ない「微量ミネラル」で、しかも人体に必要不可欠な「必須ミネラル」である。

医療が進歩して、栄養液の点滴によって命をつなげるようになると、鉄や亜鉛だけでなく、それよりも微量な銅、セレン、クロムなどが人体に必要なことがわかってきた。こうして、「必須微量ミネラル」が解き明かされる時代の幕が開いたのだ。

◉必須微量ミネラルは、少なくとも四三種ある

『金属は人体になぜ必要か』（桜井弘、講談社ブルーバックス）には、「一一一種類ある元素の中で、人のからだの中で比較的多量に存在する必須元素は十一種、微量に存在する必須元素は九種、きっと必須であろうと考えられている元素は二三種であり、合計して四三種

ある」と書かれている。そして、「現在の時点では周期表の元素の約五〇％以上はからだにとって有用なものと考えられている」とある。

人体はこんなにたくさんの元素を必要としているのだと、微量元素の専門家が考えているのに、医師や栄養師は食品成分表に載っているごく一部の元素しか考慮せずに、医療行為を行ない、食事を作っているのである。

◉二〇〇二年には六八万人だった

発達障害児についての現状も述べておこう。

「発達障害児が増えている」と問題になり始めたのは一九八〇年代の後半である。

それ以降も増え続けていたので、文部科学省の研究会が二〇〇二年二月から三月にかけて調査し、ようやく実態がわかった。

全国の小中学校にいた発達障害児の割合は六・三％。日本全体では六八万人となり、四〇人クラスで二〜三人いることになる。

それからも発達障害児は増え続けていて、最近は四〇人クラスで三〜四人と言われることが多かった。

◉生まれる子どもの半数に近づく発達障害児

それが二〇〇九年七月、さらに恐ろしい実態を聞いてしまった。

ある保健センターの保健師は「一歳児と三歳児を見ているが、今は半分ぐらいの子どもが発達障害ではないか」というのだ。

このことを『食品と暮らしの安全』に書くと、発達障害にかかわっている人から、「私も、今は小児の半分ぐらいが発達障害児のように感じています」と電話があった。

発達障害児が増加しているのはアメリカも同じで、増加率は年に二割を超えている。日本の増加率は不明だが、仮に前年比で二二％増が続いているとすると、二〇〇九年に発達障害児は二七四万人になっており、二〇〇八年からの一年間に五〇万人が増加し、二〇〇九年からの一年間に六〇万人が増加することになる。

一学年の生徒は一二〇万人ぐらいだから、実感と同じになるのだ。

数字の正確さは別にして、発達障害児は、少し前の感覚では信じられないほど高い割合になってきていることは確かだ。だから、一刻も早く増加を止めなければならない。

できるだけ早く、できれば妊娠前から幅広いミネラルを多く摂取するようにすれば、発達障害児の発生を未然に防ぐことができると思われる。

第4章

発達障害、低体温が驚きの改善!

高機能自閉症の優ちゃんも急激に改善

◉お母さんの友人の電話から

「こうちゃんの記事を読みました。友人のお子さんが自閉症なので、天然ダシを使ってもらいたいのですが」

お子さんが発達障害で悩んでいた母親の友人が『食品と暮らしの安全』の読者で、編集部にこんな問い合わせをしてから、ダシ摂取は始まった。

発達障害の一つである高機能自閉症と診断されていた優ちゃん（田村優希君）は、二〇〇八年一二月当時、小学三年生だった。

アスペルガー症候群と診断されたこうちゃんとは、診断名も症状も異なる優ちゃんに、天然ダシがどのように作用するのかと見守る中、摂取三日後には「優ちゃんに思いがけない変化が現れた」と、優ちゃんの母親から嬉しい連絡が入る。

ミネラル補給は、発達障害の子どもたちに、よい影響をもたらすのかもしれない。そんな光をかすかに感じて、私は早速、優ちゃんの母親に天然ダシの摂取前後の様子を聞きにいった。

するとも、摂取後に優ちゃんにもよい変化が起こっていたのだが、これまでのつらい日々、発達障害をとりまく子と母の実情に改めて驚かされることになった。

◉「一生治りません」宣告

「お子さんは『高機能自閉症』です。一生治りません。この子が生きやすいように、周りが環境を整えていくしかないのです」

診断された医者から、この言葉を聞いた母親は「心から嬉しかった」と述懐する。

「これで、胸をはって、この子は病気なのです、と言えるから」

それほどまでに、母親の混乱、不安、孤立感が深かったことがうかがえる。

「高機能自閉症」は脳機能の何らかの障害によるものであり、親の育て方やしつけによって生ずる症状ではない。優ちゃんは、IQ120~130と知能は高いが、こだわりが強い、変化に適応しにくい、人とうまくかかわることが難しい、力の加減ができない、洋服のタグを取らなければ着られないといった触覚過敏という特徴を持っている。

また、優ちゃんは、「時間配列」が著しく苦手という特性も指摘され、日常生活での混乱のひとつになっていた。

「あとで買い物に行こうね」と母親が言い聞かせると、そのときは納得する。

ところが、いざ、買い物の時間になると、「どうして買い物に行くの？」と、パニックに陥ることがしばしばだったのだ。

そのたびに、どうして買い物に行くのにパニックになるの、と母親も理解できず、叱る状況が続いた。

「せめて半年でも一年でも早く診断されていたら、この子を無駄に苦しめる期間が少なくて済んだのだけど」と、診断が下るまでの、理解しがたいわが子の言動との闘いの日々を、母親は振り返った。

◉トラブルが頻発

生まれた当初はおとなしくて手のかからない赤ん坊だった優ちゃん。だが、ヨチヨチ歩きを始めたころから急変した。

「瞬間移動で姿が見えなくなるのです」

母親が一瞬目を離すと、遠くまで走っていってしまう、高いところに登ってしまう、砂や石をところかまわず投げつけてしまうのだ。

それなのに手をつないで歩くのをとても嫌がる。

手のつけられないわが子との闘いが始まった。

「危ないって言ってもわからないのです」と、母親。

興奮して走り出してガラスを突き破ってしまったり、高い木に登って、降りてこられなくなったり。

「お宅のお子さんを、二度とうちの子に近づけないでください」

幼稚園で集団生活がスタートすると同時に、優ちゃんの母親のもとに、こんなクレームが相次いだ。

幼少のころから、自分の思いどおりにならないと、とっさに手が出ていた優ちゃん。

自分がやりたい遊びのイメージに友人がついてきてくれないときや、予期せぬところで他人と身体がぶつかったときなどに、思い切り相手を叩いてケガをさせてしまう、というトラブルが頻発していた。

「ねえ、優ちゃん!」と、声をかけられると、びっくりして振り向きざまに相手を思い切り殴ってしまうようなトラブルも日常的に起こる。

勢い余って相手の眼鏡を壊してしまったこともあった。

◉「針のむしろ」だった

小学校へ上がっても、トラブルは絶えず、何か問題が起きるたびに、「また優ちゃんがやった」と言われるようになる。

そんな優ちゃんだが、テストはクラスで一、二番の高得点をとる。かけっこや鉄棒といった運動も得意。知力も運動能力も高い優ちゃんだけに、周囲も「なぜ？」という疑問を募らせていく。

そんな疑問はいつしか、もしかしたら母親の育て方、しつけの仕方が悪いのでは？という冷ややかな視線となって優ちゃんの母親へ向けられていく。

両親は、たび重なるクレームに、参っていった。

「針のむしろだった」と、母親は振り返る。

なんとかしなければと、怒って、叱って、叩いて――。けれども状況は改善されない。

「当時は虐待に近い叱り方をしていた」と母親は言うが、そうせざるをえない現実があったことを知り、私は衝撃を受けた。

◉追いつめられる母と子

この子に何か問題があるのではないか、とあちこちの小児科医へ連れていっても、「男の子なのだから、これくらい元気で大丈夫。様子を見ましょう」と、なかなかとりあってもらえない。

やはり親の育て方の問題なのだろうかと、精神的にも追い詰められていく。

母親は、優ちゃんの学校の近くに行くだけで手足に汗をかき、ドキドキして、電話や玄関のチャイム音にも恐怖を感じるようになる。

こんなときを経て、小学一年生の秋、ようやく優ちゃんに「高機能自閉症」という診断が下ったのだ。

診断後は、薬の服用と同時に、「後ろから急に声をかけないで、優ちゃんの前に立ってから声をかけること」「身体がぶつからない距離を保って座ること」など、学校でも優ちゃんの症状への対応が始まって、家庭、医師、担任の先生、通級指導教室（特別支援教育の制度の一つ）との連携が整えられていく。

母親は、「高機能自閉症」と名のつく本はすべて読み、症状に対処できる工夫を重ねていったものの、トラブルやパニックが起きるたびに疲労困憊する状態が続く。そんな中で、小学三年生の冬を迎えていた。

不安の中で「天然ダシ」摂取開始

◉「生きていても仕方がない！」

「僕は言いたいことがいっぱいあるんだ！
僕は朝から一日中怒られている！
僕なんて、生きていても仕方がない」

と、大声で泣き叫ぶ優ちゃん。

二〇〇八年一二月、家で、宿題の漢字練習帳のお手本をなぞっていたのだが、一ミリも狂うことなくなぞりたいために、消しては書き直しを何十回、何百回と繰り返し、ついには書けない自分への怒りを抑えられなくなって大爆発してしまったのだ。

このころ、優ちゃんは夜中に突如として目を覚まし、大声を上げることもあった。

母親も、一時間ごとに目が覚めて眠れなくなり、過去のトラブルを思い出してしまう。

相手の顔面にボールをぶつけてケガをさせてしまったこと、走っている友だちめがけて石を投げてしまったこと……そのたびに「一生治りません」という医師の言葉が頭をよぎり、「この子を殺して自分も死のうか」、本気でそう思い詰めることも一度や二度ではなかったのだ。

こんな状態が一生続くのだろうか。

今回のパニックで、さらに不安と苦悩はふくらんでいた。

こうちゃんの記事を読んだ友人が「天然ダシ」の摂取を勧めたのは、偶然にも優ちゃんの大きなパニックが頻発し、親子ともに緊迫した時期だった。

天然ダシ摂取を始めたことは、担任の先生にも知らせ、家庭と学校と連携をとりながら優ちゃんの様子を見守っていくことになった。

◉味噌汁に「天然ダシ」(一日一回)

一二月一八日、ダシ摂取開始。

最初は、夕飯の味噌汁に、「天然ダシ」小さじ一杯を加えることから始めてもらった。

それが、三日目の二〇日、

「優ちゃんの大荒れがぴたりとおさまりました」

と、母親から連絡が入る。

毎朝、薬を服用し、それが効きはじめるまではハイテンションになっていた優ちゃんだが、それが目に見えてなくなったのだ。

その後も、一日一回、小さじ一杯の天然ダシを味噌汁に加えることを続けていると、優ちゃんにさまざまな変化が見られるようになってきたのだ。

◉食欲が出てきた

優ちゃんは、こうちゃんのような味覚過敏はなく、ダシ摂取前からごく普通の食生活を送っていた。しかし、薬の副作用も影響して、食が細く、食べるのも遅かった。

ところが天然ダシを使うようになって、食欲旺盛になってきた。

母親が茶碗に多めにご飯をよそっても、残さず食べるようになっていき、自分からおかわりをするようになり、母親も目をみはった。そうしているうちに体重も増えて、着々と標準体重に近づいていく。

天然ダシの味も気に入って、「ママ、ダシ入れた?」と、夕食時にはチェックするようになっていった。

◉鼻をすすらなくなった

天然ダシをとり始めて、目に見えて変わったのは、鼻をすすらなくなったことだ。

優ちゃんはアレルギー症状が重く、日ごろからいつも鼻をすすっていた。なかば癖のようになっていたこの症状が、ダシ摂取開始後、明らかに改善されたのだ。

「ズズッと、一日中鼻をすすっている状態で、家で姿が見えなくても、鼻をすする音でどこにいるかがわかるほどでした。それがピタッとなくなって」

この変化が一番わかりやすかった、と母親は言う。鼻をすする優ちゃんを見るたびに、母親はイライラが募り、叱っていたからだ。

「僕の鼻の粘膜、強くなったのかな」

優ちゃん自身も、嬉しそうだ。やはり常時鼻をすすっている状態は、自身も不快だったのだろう。

慢性的な不快感がやわらぎ、優ちゃんも、母親も、表情が晴れやかになってきた。

そして、毎年、冬になると二回はインフルエンザにかかり、風邪も年中といっていいほどひいていたのに、この年は、生まれて初めて風邪をひかない冬を過ごした。これは、優ちゃんの身体に見られた明らかな変化だった。

◉母子ともにイライラしなくなった

優ちゃんは、家でイライラすることがあると、指をならす癖があったのだが、ダシ摂取開始後は、気がつくと、その癖の出る頻度がぐんと減っていた。

これは、イライラする回数が減ったことを示していた。

優ちゃんと一緒にダシを使っている母親も同様だった。

「不思議なことに、ダシを使うようになってから、あまりイライラしなくなりました。この子が落ち着いたから私も落ち着いていられるのか、あるいは私が穏やかになったからこの子も落ち着いたのか、どちらが先なのかはわかりませんが、私が怒ったり怒鳴ったりする回数は、確実に減っています」

毎日繰り広げられていた優ちゃんと母親のバトルは、いつのまにか少なくなっていた。

「一日三回ダシ作戦」開始

◉見つめる目の変化

初めての摂取から五六日後、わずかずつではあるが、着実な変化を実感した母親は、天然ダシの摂取回数を一日一回から三回に増やすことにした。半信半疑で始めたダシ摂取は、それから欠かせない習慣へと変わっていったのだ。

母親は、「一日三回ダシ作戦」と名づけ、積極的に優ちゃんの観察を始めるようになる。

この子の変わったところはどこか、よくなっているところは、という視点が生まれたことは、毎日困っていただけで精一杯だった母親の、優ちゃんを見つめる目に変化を呼んでいた。

「ダシをとる前と、一日一回摂取後、それから一日三回摂取後の三つの段階を比べると、明らかに集団生活の中で、優希君は違ってきています」

担任の先生は、優ちゃんの集団の中での変化を客観的に見つめながら、こう語っていて、それを聞いた母親も、優ちゃんを見つめる視点を広げていく。

◉苦手な「時間配列」に改善が

「時間配列」が苦手だと診断を受けた優ちゃんは、物事を時間の流れにそって配列することが難しく、頭の中で優先順位をつけてスケジュールを立てることが困難だった。

予測のつかないことは不安だし、気持ちを切り替えるのが難しいので、予定があるときは、五分前、二分前と、段階を追って声をかけるようにしたり、一日のスケジュールを視覚化するために、ポストイットに一つずつ一日の予定を書いて「これからやることボード」に貼り、終えたらはがして、今度は「終わりましたボード」に移していく、という工夫も重ねてきた。

それでも、自分で自分の行動の見通しを立てることは、まだ優ちゃんにとって困難で、少しの時間の変更にも不安を感じる状況が続いていた。

それが、「一日三回ダシ作戦」開始後、徐々に自分で時間の見通しを立てる行動が見られるようになってきたのだ。

◉時間のやりくりを始めた

お母さんが「二分前よ」の声をかけなくても次に自分で行動に移せるようになり、朝の登校の支度が急速にスムーズになった。朝起きてから家を出るまでの時間の「早くしなさい」という母親の連呼も必要なくなっていく。

決まった予定が変更になっただけで大きなダメージを受けていた優ちゃんだが、予定時間よりもお風呂の準備が遅れてしまうと、

「今日はお湯がたまるまでの一五分の間に、シャワーを浴びて、先に身体と髪を洗っておこう。そうしたら、いつもと同じ時間にお風呂を終われるよね。その後で遊べるよね」

と言って、時間のやりくりをする場面が初めて見られ、母親を驚かせる。

「今日は何時からこれをしたいから、何時までに宿題をやっておこう」

と、時計を指しながら計画を立てるまでになり、少し先の楽しみのために、今の気持ちをコントロールしたり、状況の見通しを立てるようになったのだ。

◉見学の記録をすらすらと書けた

学校でも、時間配列の克服と思われる行動が見られるようになる。

「一日三回ダシ作戦」開始六日目の、校外授業でのこと。

校外授業では毎回、見学先で聞いてきたことを教室に戻ってから記録用紙に記入するという課題が行なわれていた。半年前の校外授業では、見学中に聞いてきたことを順序立てて書くことができず、「思い出せない」とパニックに陥って授業時間内に終わらせることができなかった優ちゃん。

ところが、今回は見学先で説明を聞きながらメモをとることもでき、教室に戻ると、聞いてきた説明をすらすらと順序よく記録し、時間内に完成させることができたのだ。

前回の記録用紙とは見違えるほどびっしり埋められた文字に、物事を時間の流れにそって理解して配列できるようになった様子がうかがえる。

◉「ポストイット事件」を乗り切る

「一日三回ダシ作戦」開始から一三日目、朝、歯磨きをしながら今日の「これからやることボード」のポストイットを眺めていた優ちゃん。

突然、「おばあちゃんにもらったポストイットが二つない！」。

表情が一変し、久しぶりにパニックのスイッチが入ってしまった。いったんパニックに陥ると、これまでは、数時間、ひどいときは一日中、気分を回復できなかった優ちゃん。

「ああ、久しぶりにパニックが起きてしまった。今日は学校を休ませるしかないか……」

母親は肩を落としつつも、そう覚悟して、登校時間は迫っていたが、まずは一人で思う存分、なくなったポストイットを探させることにした。

様子を見に行くと、ポストイットを一つ手にして優ちゃんが現れる。

「一つ見つかったのね。よかったね」と言うと、彼の気持ちは一瞬で落ち着いた。

「もう一つはママが探しておいて」と言って、時間に遅れることもなく、登校したのだ。

パニックになってから、三〇分も経たない間の出来事だった。

今までにない、ほんの三〇分の間に気持ちを落ち着かせ「一つ見つかったからいい」と自分を納得させた優ちゃん。

母親は、優ちゃんの変化に驚いたが、同時に自身の変化にも驚いたという。

「いままでだったら、ポストイットがないといって優希が騒ぎ出したら、『何言ってるの！　学校へ行く時間でしょう！』と、叱っていたと思います。でも、なぜかあの日は、大事なポストイットを探したいという、あの子の気持ちが理解できたのです。

以前は私自身もイライラして、あの子の気持ちを汲むゆとりがなかったのですね。

最近はだいぶ落ち着いてきたから、心のゆとりが出てきたのかしら。ああ、この子はポストイットを探さないと気が済まないんだな、一つ見つけられて本当によかったなと、心から自然に、思えたのです」

この日、パニックのスイッチが入ったにもかかわらず、短い時間で自分で自分の気持ちをおさめることができた優ちゃんと、彼の気持ちに寄り添うゆとりが出てきた母親。

一緒にダシを使いはじめた母と子に、同時に大きな変化が見られた事件だった。この日以来、優ちゃんにパニックは起きていない。

◉自分がお世話する側に

ポストイット事件の翌日で、「ダシ作戦」から一四日目。優ちゃんは、転入生の世話を始めた。今までには見られない行動だった。

「最初に縄跳びをかける場所を教えてあげたんだよ」

嬉しそうに母親に報告する。

「つい最近まで、周りの友だちにお世話してもらうばかりだったのに……。してもらってきた体験は、ちゃんと蓄積されていたのですね」

これまでの体験が、他者を気遣う行動として現れ始めたようだ。

第2章で紹介したこうちゃんも、天然ダシ摂取後、家族へプレゼントをしたり、手伝いを始める変化が見られたのだが、優ちゃんもまた、父親が出張で留守になったときには、手伝いを母親に申し出た。

「今日は、この家で男の子は僕一人だから、頑張るよ！　何かやることある？」

◉コントロールする力が出てきた

「一日三回ダシ作戦」開始から一カ月が経ったころ。

体育の授業中、友だちと二人ペアを組む場面で、優ちゃんがペアを組みたいと思った友だちは、すでに他の子とペアを組んでしまっていた。

以前だったら、文句を言い続ける、先生に駄々をこねるなど、授業を中断させかねない行動が予想された。

それがこの日は、すぐに気持ちを立て直して別の友だちを見つけ、授業に集中できたのである。

思いどおりにならない状況にあっても、少しずつ感情をコントロールして、対処できるようになり始めていた。

◉落ち着きが見られるように

また、音楽や理科の専科の先生にも、

「最近、おしゃべりが少なくなって、落ち着いてきました」

と、ほめられるようになった。

担任の先生に比べ、ともに過ごす時間の少ない専科の先生にまで集中力と落ち着きが認められたのだ。

また、突進を始めると、周囲の人間にはおかまいなく、猪突猛進していた優ちゃんだったが、友だちが視界に入ると、上手によけられるようにもなってきた。

逆に、他人が自分にぶつかってくると大騒ぎだったのだが、こちらも落ち着いて対応できる回数が増えてきた。

物理的・心理的な距離感をつかみ、その中で感情と身体をコントロールできるようになってきたようだ。

母親は、これまでの授業参観日には、優ちゃんの目立つ行動にハラハラしてばかりいた。だが、ダシ作戦開始一カ月後の参観日には、授業に集中していた優ちゃんの姿に、「わが子と思えないほど落ち着いていました」と、顔をほころばせた。

◉話し合いで解決を

友だちへのかかわり方に一方的なところが強かった優ちゃんだが、「一日三回ダシ作戦」開始から二カ月後には、友だちとの遊びの中でも、状況を見て、自分からまわりに合わせられるようになってきていた。

意見の食い違いが生じても、自分で気持ちをコントロールし、話し合って解決できる場面が増えてきたのだ。以前のように、唐突に手が出てしまうという場面は目に見えて減ってきた。

「最近、お友だちの意見も認められるようになりましたね」と、先生に言われるようになっていた。

また、授業の中でも、課題をいち早く終えた後、まだできていない友だちを見つけると、「こうすれば大丈夫だよ」と、困っている友だちを助けようとする場面も見られる。

周囲との関係性や距離感が適度につかめるようになり、集団生活への適応力が増してきた様子がうかがえる。

◉四年生になって

そして四年生になると、近所の一年生の面倒を見ながら登校するようになる。

これまで、母親と手をつないで登校していた優ちゃん。いったん習慣化したことをやめるのには強い不安を感じることが多かったのだが、ずっと母親のもとを離れ、横断歩道を渡る一年生を誘導するまでになった。

「急に私を必要としなくなってびっくりしました。嬉しいやらさみしいやら」

自主学習でも「クラスで一番に」と自分で目標を設定して頑張ったり、家庭学習でも制限時間を自分で設けて挑戦するなど、意欲的な取り組みが多く見られるようになる。

時間配列の苦手だった優ちゃんが、自分で制限時間を設け、自然に時間を組み立てて挑戦していることに驚かされる。

「国語は苦手、作文は好きじゃない」と言っていた優ちゃんだが、新学期の学級通信に優ちゃんの作文が紹介される。これまでは順序立てて物事を書くことが困難で、「〜だった」「〜した」と事実を並べるのがやっとだったのだが、「〜だと思いました」「〜したい」という記述が多く見られるようになり、時間内に書き終えることができたのだ。

「こんなに自分の感情を伝達できるようになってきたなんて。感じた気持ちを文章化できるようになったことは、相手の状況を感じ取って行動に表すことに影響しているような気がします」と、母親は嬉しそうに語る。

「もう、これまでのように、始終心配しなくても大丈夫ですよ」と担任の先生も話す。

アスペルガー症候群のこうちゃんとは、症状や環境、変化の速度に違いはあるものの、ミネラル補給が子どもたちの今共通して抱えている困難さを軽くする可能性を、優ちゃんもまた示してくれたと、私は感じている。

◉ありのままに受け止められるようになった母親

「小さなことはいろいろありますけど、もう以前のようにひどく落ち込むことはなくなりました」と話す母親の表情には、ゆとりが認められる。

「一日三回ダシ作戦」も、もうすぐ一年が経とうとしている。この一年は一度も風邪をひいていない。

しかも、秋が深まり、以前なら寒がってとっくに長ソデに変わっていた時期にもかかわらず、毎日半ソデ半ズボンで元気に登校している。

インフルエンザ流行の時期にも、一度もかからず、長ソデの上着を持たせても、帰宅するときにはいつもカバンにしまって、半ソデで帰ってくる。

母親も、優ちゃんに基礎体力がつき、免疫力が高まっていることを実感している。

もちろん、将来の不安がなくなったわけではないし、友だちとのトラブルも、その質は変わっても、すべてなくなっているわけではない。

だが、風邪をひかない、まして触覚過敏の症状もあった優ちゃんの皮膚は、冬の寒さもものともしないほど強くなっているということが、この先の不安を和らげているという。

かつては、母親の頭の中で始終こだましていた「一生治りません」という医者の言葉。今、母親は「ずいぶん感情のコントロールができるようになってきました。この子が、症状とうまくつき合って、社会の中で生きていけるようになればいい」と、ありのままに受け止められるようになり、希望も感じられるようになっている。

思春期の揺れをはじめ、今後いろいろな事態に見舞われることもあるだろう。だが、それはどの子どもにも想定されることだ。そのとき、いつも風邪をひいて体調が悪いのと、身体がしっかりできている状態では、対処に大きな違いが生まれる、と私は感じている。

最初に「鼻の粘膜、強くなった」と、自分に起きた変化を身体で実感していた優ちゃん。半ソデ半ズボンで、元気に過ごしていけるエネルギーで、この先も乗り越えていってほしいと願っている。

広汎性発達障害の「やっちゃん」は言葉の数が増えた

◉希望を与えてくれた子どもたち

アスペルガー症候群のこうちゃんに続いて、高機能自閉症の優ちゃんの事例に出会うことでミネラル補給による心身の変化が、もしかしたら多くの子どもたちに起こるのではないか、とかすかな希望を抱いた。

そして、引き続いてミネラル補給による子どもたちの変化を目の当たりにする機会に恵まれることになった。

「こんな変化も……」「この子にも同じように効果が現れた」という驚きとともに、最初に抱いたかすかな希望は、「多くの子どもたちを早い段階で救える可能性があるのではないか」という確信へと変わっていった。

こうちゃん、優ちゃんに続いて、出会った子どもたちのミネラル補給モニターの様子をお伝えしたい。

◉三カ月後から大きく変化

言葉の遅れをともなう広汎性発達障害と診断された「やっちゃん」（小学一年・男児）は、特別支援クラスに通っている。

『食品と暮らしの安全』を読んだ親戚の方に勧められて、天然ダシの摂取を始めたのは、排泄に多少の心配が残る幼稚園卒園間近の、二〇〇九年二月のことだった。

摂取から一カ月後、主治医の先生から、「ずいぶん落ち着いてきましたね。作業も落ち着いて取り組めています」と言われる。

「遊んでいる間、一度もパニックにならなかったよ」と、久しぶりに会った親戚の方にも言われるが、「毎日一緒にいると、なかなか気づかなくて……」と母親は首をかしげる。

子どもの変化が緩やかに現れると、母子の距離が近いため、初期の変化は気づきにくい。

やっちゃんの母親は、「そういえば、最近、聞き分けがよくなったみたい」と思い返し、「やっちゃんの様子をよく見てみよう」と視点が広がった。

小学校入学後、学校までの遠い道のりを心配していた母親は、「そろそろ疲れが出て、行きたくないって言うのではと思っていたのですが、体力がついてきたのか、ずっと調子がいいみたい」と、毎日張り切って登校するやっちゃんに驚くようになる。

また、今まで夕食前におやつを食べると食事はとれなかったのだが、食欲も安定し始め、毎日しっかり食べ切れるようになっていた。

卒園間際までときどきお漏らしをすることがあったのだが、小学校で給食が始まり、水分をとるようになっても、学校では問題なく過ごし、「ほっとした」と言う。

◉少しずつ文章に近い話し言葉が出るようになる

そして、ダシ摂取から三カ月、今まで見られなかった大きな変化が目立ちはじめる。母親がずっと心配していた言葉がぐんと増えてきたのだ。

今まで単語のみだった言葉から、二語文、三語文が増え、少しずつ文章に近い話し言葉が出るようになる。「こんな言葉が出るようになった」と驚く母親。そして、話したことがなかった学校での様子も、自分から出来事をつなげて伝えるようになり、その後、やっちゃんの「おしゃべり」はさらに増えている。

これまでは、文字や形に興味を持たず、絵はなぐり描きに近かったが、この時期になぐり描きから、円、形へと急速な変化が見られた。絵の表現方法の変化には成長段階が表れるのだが、やっちゃんは、丸同士をつなげて車を表現するようにもなった。これまでの線は、先細りで力が入らないことが多かったのだが、自分で決めた長さでピタッと止められるようになってきていた。文字の練習にも積極的に取り組むようになり、ひらがなの線を力強くなぞって楽しむようになったという。

色の塗り方にも、そのときの心身の状態が映し出されるのだが、いままで、枠を無視して、はみ出す部分が多かった塗り絵も、枠の中を強い筆圧でしっかりと塗るように変わり、集中力や気分の落ち着きが感じられるようになってきた。さらに、お兄ちゃんが使っている細かい絵柄の塗り絵にも挑戦する意欲を見せ始め、母親を驚かせた。

「ここは触ってはダメ」などの言葉による注意も以前よりも伝わるようになってきて、「ダメなんだよね」と言って、自分で確認して、行動を抑制する姿も増えてきている。

やっちゃんは、運動会では普通学級に合流したのだが、練習も喜んで参加し、当日も母親から離れ、パニックも起こさずに先生と一緒に大勢の友だちの中で、すべての競技に参加できた。

交流ができた友だちが、登下校中にやっちゃんの姿を見つけると、「あっ、やっちゃんだ。一緒に行こう」とかけよってくるようになり、やっちゃんも嬉しい様子だ。

毎日の通学を楽しみにしているやっちゃんの姿に、「これからもやっちゃんの変化を見つめていこう」と母親。「ママが自分のいいところを見つけようとしている」とやっちゃんの自己肯定感の育ちにもよい影響を与えているようだ。

「この子がどんなふうに成長していくか楽しみです」と母親も期待をふくらませている。

低体温・偏食が改善した「あー君」

◉体温が上がると元気になった

平熱が三五度台と低いことと、ひどい偏食が続いていた「あー君」(小学一年・男児)。友人が、こうちゃんの偏食が改善した記事を読み、母親に天然ダシを勧めたことで、二〇〇九年七月からダシ摂取が始まった。

豆類は一切食べられない、野菜は苦手、同じ食材でも調理法が違うと食べられないあー君にとって、毎日の給食の時間は苦痛になっていた。

あー君自身も「なんでも食べられるようになりたい」という一心で意欲的にダシを使いはじめる。

初めての味覚には躊躇することが多いのだが、天然ダシはとても気に入り、「ダシを入れれば大丈夫!」と、これまでひと口も飲めなかった味噌汁を最後まで飲み切る。それ以後は毎日、味噌汁や野菜スープにダシを入れて完食することが続く。すると、思いがけず、体温の上昇が見られるようになったのだ。

学校のプールに行くために、毎朝の検温を続けていたあー君。三五度台だった体温は、天然ダシ摂取開始から二八日目、三六度三分になっていた。

「そろそろ月に一度の高熱が出る時期だから、このまま熱が上がるのかもしれない」という母親の心配をよそに、元気に過ごしたあー君は、次の日以降も三六度台を維持でき、母親を驚かせる。「普通の人のお熱になったんだよ」と嬉しそうなあー君。

平熱の上昇とともに、生後まもないころから毎月出していた高熱も出さなくなる。

「二カ月連続で高熱を出さないなんて、生まれてから初めての記録！」

母親は思いがけない変化に驚く。

これまで、少し体重が増えかけては、毎月の高熱で食欲が落ち込み、見た目にもげっそり痩せてしまい、高熱が下がると、今度は三五度に近い低体温が続き、しばらくの間ぐったりしている状態の繰り返しが続いていたのだ。

三六度台の平熱が続くようになって一カ月後にあー君に会うと、思わず「大きくなったね！」と声をかけるほど、体重も増え、身体つきがしっかりしていて、私も驚いた。

「あと四時間で三カ月だ～」

九月末日の夜、時計を見つめ、熱を出さない「記録」はついに三カ月に。小学一年生のあー君が、これほど自分の身体に関心を持っていることにも驚かされたが、それだけ極端な低体温と高熱で寝込むことの繰り返しは、負担が大きかったのだろう。

「毎月、三日から五日も休んでいたので、学校の勉強が心配でした」

二学期は一度も休まずに登校しているあー君に免疫力がついたことを母親も実感する。

そして、体温の上昇とともに、食生活、意欲・自信の表れと変化が連続して起こる。

◉さまざまな意欲が湧いてきた

当初の目的だった偏食にも、ゆっくりではあるが変化が見られるようになってきた。

私が一緒に昼食を食べたときには、野菜スープをきれいに飲み干し、妹が飲み切れなかったスープまで「僕が飲んであげる」と、自分で天然ダシを入れてごくごくと飲み干し、空になった器を見せて、得意そうな満面の笑み。

「この子の食べられるようになりたいという気持ちをダシが後押ししてくれている」と母親も嬉しそうに見つめる。

天然ダシ摂取から二カ月後、あー君の味覚は広がり始めた。

野菜の苦手なあー君は、大好きなカレー以外の給食はほとんど残してきていたが、小松菜とニンジンのおかか和えが出た給食を、初めて完食できたと喜んで帰ってきた。

「食べてみたらおいしかったから、おかわりしてきたよ」と、とても嬉しそうだ。

「今までだったら、箸をつけられないメニューだったのに」と、母親も驚く。

家でもニラとニンジン入りのもやし炒めに挑戦、全部食べ切ることができたと喜ぶ。

キノコ類など、まだ苦手な食材もあるものの、今までなら「食べられない」とあきらめていた食べ物に挑戦する意欲が出て、「食べられた」ことは大きな進歩といえるだろう。

母親も、周囲から「偏食は子どものわがまま」と言われることが多く、なんとか普通に食べられるようになってほしいという願いを強く持っていた。それがダシ摂取後、あー君が受け入れる味覚は、無理強いしなくても自然に広がってきたのだ。

さらに「食べてみよう」という意欲が、ほかの活動へ反映されていく。百人一首を二〇首覚える学校の課題では、クラスで一番早くすべてを覚え、みんなの前でほめられた。

これまでは「食べられない」「学校を休まなければならない」そんな自分と向き合って自分を肯定できずにいたあー君にとって、大きな喜びだったのだろう。すぐに母親に報告し、私にも二〇首を抑揚をつけて何度も詠んでくれた。

以前から、迷路を描くことが好きだったあー君。白黒の表現で、好んで描き続ける迷路は「知的探究心の表れ」と言われているが、味覚が広がり、「食べられた」自信をきっかけに、あー君は、知りたい、学びたい、探求したい、という意欲が、さらに心にあふれるようになってきている。

低体温と発音が改善した「いくちゃん」

◉「らりるれろ」が舌足らずに

舌の動きに癖があり、言葉の教室に通っている小学一年生の女の子「いくちゃん」。

二〇〇九年一〇月、天然ダシのモニターを開始すると、言葉の問題に改善の兆しが見られた上、思いがけず体温が一度以上も上昇する。

「空気が横から漏れて、〝らりるれろ〟が舌足らずになるのです」

と心配していた母親だが、ダシ摂取六日目、いろいろな活動に意欲的になったいくちゃんは、痛みを感じるので嫌がっていた舌の体操にも自分から取り組むことができるようになる。

それからまもなく「り」がきちんと発音できるようになったのだ。

会話の中でも問題なく発音できるようになり、言葉教室の先生にも、「よくなっています」と毎回ほめられるようになって、一カ月後には、言葉教室の評価の段階も一つ上がった。

そして、いくちゃんもまた、ダシ摂取前には三五度二分前後だった起床時の体温が、ダシ摂取二日目には三五度七分に上がったのだ。あー君の体温変化によって、モニター用紙に検温の欄が設けられていたので、その記録から、いくちゃんも低体温だったことがわかったのだが、一カ月後には、三六度台を維持できるようになる。

今までは朝起きて着替えをするときに寒がっていた。それが、「寒い」と言わなくなり、一一月になっても、少し体を動かすと汗をかいて、半ソデで元気に遊ぶことが多くなったという。

母親は、あー君の体温上昇の記事を読んでいたが、「本当に平熱が上がって、びっくりした」と、わが子にも同じように変化が起きたことに驚く。

◉「やればできるんだ」

起床時の体温上昇は、朝食の食欲や、一日の活力、意欲にも影響を与えたようだ。

ダシ摂取から三日目、母親に言われなくても、自分から積極的にお手伝いや片付けをし、妹や近所の小さい子の世話を積極的にするようになる。母親の目には「穏やかになった」と、いくちゃんの姿が映る。

朝食は、柔らかいパンや麺類が中心だった。それがダシ摂取四日目以降は、噛みごたえのある米飯を好んで食べるようになる。ダシをかけてバターをのせたご飯を二膳、三膳とおかわりすることもあり、以後、野菜もよく食べるようになる。いろいろなものにダシをかけては、「おいしい」と言って、食べる量も増えていった。

さらに、テスト勉強を自分から進んでやりはじめ、「止める」「はねる」など採点の厳しい漢字テストで、見事に百点。「とてもきれいな字でした」と先生からのコメントをもらい、大喜びだったいくちゃん。「頑張って成果が出た、初めての体験だった」と母親も嬉しそうで、短期間に起きたいくちゃんの変化に驚いている。

「やればできるんだ」と実感して勢いがついたいくちゃんは、言葉の練習や宿題、学校行事など、いろいろなことへ意欲的に集中して取り組む姿が目立つようになっていった。

この時期の絵は、カラフルになり細部まで描かれるようになった。色の使い方は、感情の動きと呼応することが多いが、まさにいくちゃんの意欲や自信、達成感などの感情の広がりが出てきた様子がうかがえる。

ダシ摂取をきっかけに、「やればできる」と自分の力で次々と可能性を広げているいくちゃん。母親もこれからの成長への楽しみが増した様子だ。

第5章

なぜ子どもの症状がよくなるのか？

よくなった共通項から希望が見える

◉違う症状に共通の原因が

アスペルガー症候群の「こうちゃん」に始まって、高機能自閉症の「優ちゃん」、広汎性発達障害の「やっちゃん」。アスペルガー症候群の二人目、三人目のお子さん、偏食と低体温の「あー君」、発音に問題があり、低体温だった「いくちゃん」と、ミネラル補給モニター調査で子どもたちの症状が改善していく例が次々と見られた。

そして、複数の子どもたちの変化を見ていくと、「あれ、この子とこの子は同じような変化があった」「この状況だけかと思ったら別のところでも起きていた」と、それぞれの事例にいくつかの共通項が見つかるようになってきた。

「こうちゃん」は、神経伝達物質を作る酵素にミネラルを補給したことで神経症状がよくなったことは、第3章でも書かれているようにほぼ実証できている。

しかし、ミネラルがないと働けない酵素は、わかっているだけでも脳内に何百もある。こうちゃんに問題を起こしていたのとは別の酵素がミネラル不足になって、別の症状が出ている子どもたちも、たくさんいるかもしれない。第1章で書かれているように、普通に食べていると、ミネラル不足になってしまうのが、現在の食生活だからだ。症状や病名が異なっているケースでも、その根底ではミネラル不足という原因でつながっているのではないか、と私は考えるようになっている。

◉「治療」開始時期を早められる

ミネラル補給によって、複数の症状に改善が見られ、改善していく過程にいくつもの共通した変化が見られたことは、大きな意味を持っている。目に見える症状は違っても、「ミネラル不足を解消する食生活」という同じ方法での治療が可能になると考えられるからだ。

子どもたちに、何か気になる問題が見られたときに、「もしかして、ミネラル不足のサインなのでは?」という視点を持って、ミネラル補給を早い段階で試してみれば、本人を無駄に苦しめる期間をぐんと短縮し、多くの子どもたちを早く改善する可能性が出てくるのではないかと私は感じている。

ミネラルを補給する食事の具体的な方法については、第8章の最新情報を参考にしていただきたいが、まずはミネラル補給によって子どもたちに何が起き、どのように症状がよくなっていったのか、これまでの事例の共通項をまとめてみよう。

複数の子どもたちに見られた改善の共通項は、ミネラル不足が解消しはじめた状態を示す目安となるだろう。

ミネラル補給を始めて、以下と似たような状況がお子さんに見られたときに、ミネラル不足が解消されてきたと考えて、本来のお子さんの資質や能力を見つめ直す転機にしていただきたい。

食生活の変化――子どもはどう変わったか①

◉偏食が改善した

子どもたちは、天然ダシによるミネラル補給を始めると、二週間、一カ月と、日を追うごとに、偏食が改善し、食欲が安定するという変化が共通して見られた。

子どもの天然ダシモニター事例の第一号となったこうちゃんは、味覚過敏の症状から、極端な偏食が続いていたのだが、天然ダシ摂取後、味覚が広がり、食べられるものが増えていき、家族、友人と一緒に「食べる喜び」まで感じられるようになっていった。

続いて、アスペルガー症候群と診断され、やはり偏食が見られた中学生も、本人が気づかないうちに、食べられなかった野菜も食べようとするようになった。極端な偏食だったあー君もまた、味覚を広げ、給食を初めて完食することができた。

こうちゃんも、あー君も、もう給食は恐怖の時間ではなくなっている。

子どもたちは、「食べてみたらおいしかった」と、負担を感じることなくごく自然に天然ダシを受け入れ、それからさまざまな食べ物に味覚を広げていった。食生活を改善するきっかけを作るのに、天然ダシは今わかっているもっとも有効な手段だと思われる。

◉食欲が出てきた

極端な偏食が改善されたこうちゃんは、味覚の広がりとともに、食欲も出てきて、母親の目に「毎食、モリモリ食べている」と映るようになった。

食の細かった優ちゃんもまた、自分からおかわりをするようになって、食べる量が増え標準体重へと近づいた。

朝食には、柔らかいパンか麺類を好んでいたいくちゃんも、朝から米飯をおかわりして食べるようになり、野菜を好んで食べるようになっている。

子どもたちは、食の嗜好が変わり、食欲が安定すると、体力や気力が充実していった。

身体の変化——子どもはどう変わったか②

◉鼻炎が治り、風邪をひきにくくなる

ミネラル補給後、本人にも母親にも一番わかりやすい変化として「鼻炎がよくなった」「風邪をひかなくなった」「平熱が正常になった」という変化があった。

こうちゃんは、秋から冬にかけて、例年ずっと風邪をひいて鼻をすすっていて、耳鼻科の先生に「粘膜が弱いので風邪をひきやすい」と言われていたのだが、ミネラル補給三日目に、ひいていた風邪が思いのほか早く治り、以来、元気に過ごしている。

優ちゃんも、年中鼻をすすっていたのだが、ミネラル補給を始めると、ぴたりとおさまり、「僕の鼻の粘膜、強くなったのかな」と言った。それからは風邪をひかずに、もうすぐ一年になろうとしている。

あー君も、赤ちゃんのときから毎月四〇度近くの高熱を出していたが、ミネラル補給以降、突発的な高熱を出さずに過ごし、学校を休むことがなくなった。

風邪をひいて体調が悪い状態は、気分が荒れる要因になっていた。健康で元気になると、

それが心身の状態がよくなる要因になった。

母親は一様に、わが子の免疫力が上がり、基礎体力がついてきたと感じている。

ミネラル補給後、しばらくして会うと、体重が増加し、身長も伸びているので、私は「大きくなったね」と声をかけることが続いた。

◉低体温が改善、起床時の体温が上がった

あー君といくちゃんは、三五度台と平熱が低い状態だった。ミネラルを補給すると、体温が上がり始め、一カ月後には三六度台を維持できるようになり、体温が約一度上昇した。

この体温上昇と連動するかのように、食欲、学習意欲、体力の向上を見せた。子どもの低体温の改善は、活動への意欲や気力にまで影響が出ることを示していると思う。

「体温が下がると免疫力も下がる」(安保徹『体温免疫力』ナツメ社)といわれているが、やはり子どもたちにとって、低体温からの脱出は大きな意味があるようだ。

◉身体の動きが向上した

微細運動障害という診断を受けていたにもかかわらず、緻密な絵を描くようになったこうちゃんだが、いくちゃんも、「字がきれいになった」「細かな絵を描くようになった」、

やっくんも、「はみ出さずにぬり絵の色を塗るようになった」と、母親から報告が届いている。

いくちゃんとやっちゃんは、心配していた言葉の問題に改善が見られたが、舌の動きだけでなく、手先の動きもスムーズになっている。

スイミングスクールでの進級や、自転車に乗れるようになった、運動会での競技に問題なく参加できたなど、複数の子どもたちの運動面が向上している。

精神の変化——子どもはどう変わったか③

◉パニックが減少し、感情のコントロール力がついてきた

「落ち着きがない」「パニックを頻発している」「なかなか宿題をやらない」

そんな子どもたちに対して、周囲はどのように対処しているのだろうか。

言い聞かせたり、注意を促す、薬の服用といった直接的な指導にばかり目が向いてしまいがちだが、子どもたちにミネラルを補給するとまもなく、これらの問題に改善が見られた。

こうちゃんは、天然ダシ摂取後、わずか一週間で自分の気持ちをおさめ、パニックを起こさなくなったのだが、他の子どもたちもまた、パニックの頻度が減る、起きても明らかにこれまでとは違う、という変化が見られた。

優ちゃんは、パニックを起こしかけたものの、三〇分という異例の速さで回復。

やっちゃんは、久しぶりに会った親戚の方に「一緒に遊んでいる間、一度もパニックを起こさなかったよ」と言われている。

アスペルガー症候群で二例目に改善した小学四年生の男児も、かんしゃくの頻度が減り、その程度が軽くなってきたという。

◉落ち着きが見られ、穏やかになった

集団生活の中で、先生に「落ち着いてきました」と言われるケースも共通して見られた。

こうちゃんは、療育センターの先生、担任の先生、通っている歯医者さんで、相次いでほめられ、「穏やかになった」「笑顔が増えた」と言われた。

優ちゃんもまた、担任の先生や、週に数回授業を受ける専科の先生に、やっちゃんも主治医の先生から「落ち着いてきた」と認められている。

パニックの減少と並行して、周囲の人が気づくほど、穏やかになり、落ち着いていく変化が見られている。

そうして集団生活の中で抱えていた困難さが緩和され、少しずつ適応できる状態へ、子どもたちは変わっていったのだ。

◉自分から手伝いをするようになった

「今までは、言わないとやらなかったのに、自分からお手伝いをするようになった」

という母親の報告も続いた。

こうちゃんは、天然ダシ摂取八日目に、家族へのプレゼントを立て続けに作り始め、その後、自分から手伝いをしたり、母親を気遣う言動が見られたのだ。

優ちゃんも、父親の留守に、「この家で男の子は僕一人だから」と張り切った。

いくちゃんも、「自分からお手伝いや片付けをするようになった」「妹の面倒をよく見るようになった」というのだ。

この、「初めてみるわが子の姿」という喜びの声にも、意味があると思われる。

意欲・自信の変化——子どもはどう変わったか④

◉学習意欲が出ている

「なかなかやらなかった宿題を自分からやり始めた」「テスト勉強をするようになった」「子ども用の通信教育を始めたがる」など、学習意欲の高まりが複数の子どもたちに多く見られた。

学習意欲は「難しい漢字テストで初めて百点をとった」「クラスで一番に合格した」といった成果となって、子どもも実感することになる。

すると、さらに生活全般への意欲へと、勢いを増していった。

◉自信、意欲、気力の充実

発達障害を含め、何らかの課題を抱えてミネラル補給を始めた子どもたちは、叱られたり、注意されたりする経験の蓄積で、以前の自己評価は低いケースが少なくなかった。

しかし、ミネラル補給後、「がんばる」「挑戦する」といった意欲が身体の芯から出るようになると、自信を持ち始め、自分を肯定できる状態へと変わっていった。

こうちゃんは、以前、暗闇の中にいる自分を表現していたが、ミネラル補給後は、絵の表現の変化と連動して、自己評価をぬりかえ、次々に自分の目標を掲げて達成していくようになった。

あーくんは、食べられない自分と向き合ってきたが、完食したお皿を見せて満面の笑みを浮かべ、クラスの課題にさらに意欲を増して挑戦した。

いくちゃんは、痛くて嫌がっていた舌の体操にまで、自分から積極的に取り組むようになり、言葉教室での段階がアップし、さらに頑張って練習している。

ミネラル補給をひとつのきっかけとして「やればできるんだ」と自信を持ち始め、さらに、やる気や探究心を伸ばしていく姿が見られる。これらは、子どもたちに新たな力が付け足されたのではなく、本来持っていた力、意欲、気力が、ミネラル補給によって存分に発揮できる心身の状態になったのではないかと、私は感じている。

●ミネラルの足りた食生活を

ミネラル補給後の食生活から精神面に及ぶ変化の共通項は、子どもたちの状態によって、いくつも連動して起きたケースもあれば、ひとつずつ時間をかけて、段階を追って起きたケースも見られた。

ただ、全員に共通して見られたことは、ミネラル補給前に抱えていた目の前の困難さが、明らかに減ったということだろう。

その困難さは、偏食やパニック、集団生活の不適応など、それぞれの子どもによって、さまざまだったが、子どもたちは、ミネラル補給をきっかけに目の前の症状が改善されると、見事に自ら伸びる力を発揮し、さらに次の変化へと新しい一歩を踏み出していくたくましい姿を見せてくれた。

ミネラル補給が、単に身体に栄養を送るだけでなく、精神面への影響力を持ち、症状の改善に効果を発揮したことを示してくれたのだ。

第1章に書かれているとおり、普通にしていてはミネラル不足に陥ってしまう現在の食生活。ミネラル不足に陥ると、力や能力を持っているのに、その力を発揮できないどころか、さまざまな症状が出て困難を抱えることも子どもたちの変化から推測できる。

子どもたちに共通する変化は、食生活、身体面、精神面と幅広く現れたが、このことはミネラル不足が、それだけ広範囲に影響を及ぼしているといえるだろう。

子どもたちの成長過程には、いろいろな要因が影響しているが、何か気になる症状が見られたとき、周りの大人がまず「ミネラルの補給を」という視点で対処できたら、多くの子どもたちを、一日も早く救える可能性が出てきたのだ。

その可能性を、複数の子どもたちが身をもって示してくれたように私は感じている。

自分の食にも、子どもの食にも、意識を持たないまま、子どもたちとかかわっていた以前の私自身を反省しつつ、自分の食生活を選べない子どもたちの食を、私たち大人が見直し、ミネラルの足りた食生活にしていくことが、今本当に必要だということを、今回出会った子どもたちの事例を通して強く感じている。

第6章

学校の成績がよくなった子どもたち

――ミネラル体験報告①

病状の改善とともに成績がアップ

◉症状が改善したというお便り

ミネラル補給モニターに応募して協力していただいた方だけでなく、天然ダシを購入して使っていただいている方からも、さまざまな体験談が寄せられている。

現代の食生活ではミネラル不足になるのが必定だから、さまざまな病気の背後にミネラル不足が隠れていることも必定と考えられる。だから、症状が改善したというお便りを多くの方からいただいているわけだ。

幅広いミネラルを豊富に補給すると、どんな病気の症状が、どのように改善するかは、まだほとんどわかっていない。したがって、症状が改善したというお便りは、みなさんが自分や家族の心身の健康を守るために使える非常に貴重な情報になる。

また、どのミネラルが、どこに、どのように作用するから、症状がどう変わるということを科学的に突き止めて、医療に応用していくときにも症状の改善情報は役立つから、これほど価値のある情報は他にないだろう。

ただ、本書を執筆している段階では、「液体」のダシ成分に含まれたミネラルの補給結果しかわかっていない。油溶性物質に含まれるミネラル補給については、最近まで考えていなかったからだ。

それでも、神経伝達が正常になるミネラル成分はすべて補給できる。だから、症状がよくなっただけでなく、学校の成績が上がった子どももたくさん出てきたのである。

◉引きこもりの息子が、一人で頑張り始めた

執筆者として書きにくかったのは、第6章と第7章は、私が部外者の立場で読んだら「ウソだ」と思うような内容が少なくなかったことだ。

そこでまず、私の手許に届いた「引きこもっていた息子が頑張り始めた」というメモを紹介しておこう。

『食品と暮らしの安全』は一〇年前に、フランス菓子協会から金メダルをもらっているパティシエの弓田《ゆみた》亨《とおる》氏から「日本の食べ物はミネラル不足で力が出ない」という話をうかがって掲載した。それからも、年に一度は弓田説を取りあげ続けてきた。

その記事を読んだある読者は、中学二年生のときから不登校を繰り返し、高校にはまったく通えなかった息子のために、煮干や昆布をたくさん使って料理するようになり、天然

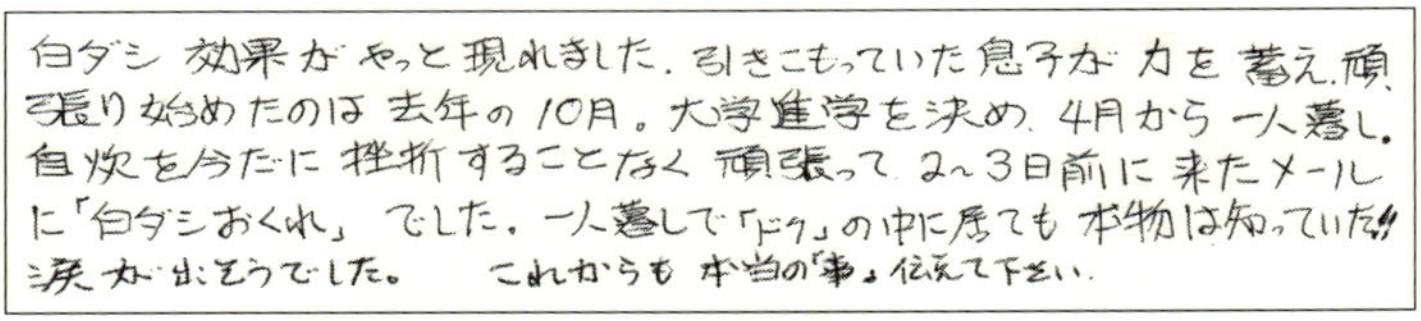
白ダシ効果がやっと現れました。引きこもっていた息子が力を蓄え、頑張り始めたのは去年の10月。大学進学を決め、4月から一人暮し。自炊を今だに挫折することなく頑張って、2～3日前に来たメールに「白ダシおくれ」でした。一人暮しで「ドク」の中に居ても本物は知っていた!! 涙が出そうでした。　これからも本当の「事」伝えて下さい。

モニター調査開始後、こうした内容の手紙やメールが数多く届く

ダシが発売されると、これも使うようになった。それからしばらくすると、息子の考えが前向きになって、高校三年の七月にはなんとか学校へ行けるようになり、一二月からは教室に入って勉強できるようになって、無事、大学に入学できたのだ。ミネラル補給で引きこもりがよくなることは、常識では考えられないが、これは事実である。

大学に入学し、自炊しているその息子が、「白ダシおくれ」とメールしてきたのである。

こういう内容のメモや体験談が、モニターの体験談を掲載し始めた二〇〇八年後半から週に一通ほど届き続けている。身体がよくなったり、頭がよくなったり、成績がよくなったというような実例を、第6章と第7章で紹介していくことにしよう。

◉息子が歩けるように（宮崎県・三歳・男児）

未熟児で誕生し、一六〇〇グラムだった息子は、一歳を迎えても体重は七キログラムほど。未熟児はたいてい一歳になると平均的になるといわれるのに、相変わらず小さいままでした。

一歳半のとき、小児科の医師からダウン症の子どもと同じような発達障害があると言われました。筋肉が柔らかくて、腰のすわりがしっかりできないというのです。なかなか歩けず、二歳四カ月（二〇〇八年一二月）でも、ハイハイをしていました。リハビリを受けて一年にもなろうとしていましたが、成果ははかばかしくありません。足首が柔らかいというので、矯正する補正靴を作ることになりました。

それができあがったのは天然ダシを使い始めたのと同じ時期です。それから立てるようになり、背も伸び、身体も大きくなって、三歳を迎えた今では小走りで走れるようになっています。室内用の補正靴も準備していたのに、室内は使わずに歩けています。

半年前には、親の話していることは理解していても、自分からは「アーウー」といった音を発声するだけでしたが、今では年齢相応のおしゃべりができるようになりました。

これらの成長に、天然ダシが大きく影響しているのではないかと考えています。

【セオリー】神経の発達が遅れ、神経伝達も乱れていたから症状が出ていた。その症状が改善したのは、神経組織を作るのにかかわる酵素と、神経伝達物質を作るのにかかわる酵素が必要とするミネラルがすべて補給されたので、神経組織が作り上げられ、神経伝達もスムーズになって、急速に症状が改善していったと考えられる。

ミネラル補給は継続が重要で、今後もまだまだいいことが起こるだろう。

◉なんと三日で、やる気が（愛知県・小学二年生・男子）

天然ダシを使い始めてなんと三日で、一人で考え、机に向かって学習していました。

新学期から小学二年生になる男の子で、根気がなく、一人で勉強ができず、学習進度も遅れがち。ダニやハウスダストアレルギーを持っているせいか、冬の間、空気の乾燥とともに目の周りが赤くなって、粉がふいたように皮膚がむけてパサパサしていました。

今までは、カツオ節の粉末ダシを使用していて、化学調味料を使っていたわけではありません。「できない！」「わからない！」とキレることが多かった子が、天然ダシを使い出したら、「う〜ん……」と考えながら、自分のノルマをこなせるようになったのです。

天然ダシを使い始めて二週間たった今も落ち着いて勉強していて、赤くパンダのようになっていた目の周りもほとんど普通になりました。

【セオリー】「カツオ節は天然のダシだから、これを使っていれば大丈夫」と思っている人が多い。じつは、私も以前はそう思っていた。すでに述べたが、カツオ節は、カツオの切り身を一〜二時間水煮してからいぶすので、大半のミネラルは溶け出している。だから、うまくはあっても、ミネラルの足りないダシなのだ。

「なんと三日で」とあるが、天然ダシは液体で、それを完成した料理にかければ、そこに溶け込んだミネラルは吸収が速い上に吸収率も高い。だから、神経伝達物質がすぐ充分に作られるようになって、頭がよく働き始める。それで、気になっていた勉強を自主的にするようになるのである。

◉化学物質過敏症の次女が元気に（宮城県・中学一年・女子）

どん底で明かりが見え始めた思いです。

私だけでなく、中学生と高校生の娘たちも化学物質過敏症。娘たちは通学路で家を新築する工事が始まれば気分が悪くなり、新しい教科書は使えず、学校行事では参加する親の化粧や、服から漂う防虫剤で体調を崩すなど、学校に行くことすら困難な状況が続いていました。それが、天然ダシや「いりこサプリメント」（第8章参照）をとり続けていたら、元気になりました。

化学物質過敏症で人混みが苦手な次女（当時・小六）は、学芸会で空気の悪い体育館に長時間、居続けられ、合奏の伴奏もこなせました。

卒業式もみんなが正装をしてきて、防虫剤のにおいが充満しているのに、自分の席でずっと参加することができました。

中学校に入学すると、学校の建物の環境、お友だちの新しい教科書のインクのにおい、新しい制服、それに友人の使う制汗剤など、いろいろなものに出合って具合が悪くなることもありました。でも、比較的早く回復しています。

ミネラルを補給するようになってから、感情の起伏も穏やかになって、変なこだわりもなくなったので、お友だちとも仲良くできるようになりました。みんなと一緒の行動ができるようになって、楽しい学校生活を送っています。

先日は、私立大学の講堂を借りて、合唱コンクールが行なわれ、娘は伴奏もこなして、元気に帰宅しました。やはり過敏症の私は、一時間でダウンしましたが、それでも昔と比べれば、ずっとよくなっています。

高校二年生の娘にも、いい変化がありました。

以前は、「あなたの夢や、なりたい職業を書きなさい」という宿題に途方に暮れていたのですが、ミネラル補給で体調が改善され、学校にも適応できるようになったのです。

一学期の中間テストの学年順位は一四九人中二五位、期末は四六位という成績でしたが、ミネラルの補給を心がけた二学期の中間テストでは九位に順位を上げました。

「今は何かがありそうと思えるようになった」と娘は言い、将来の夢を親子で語りあっています。

【セオリー】化学物質過敏症は、極微量の化学物質に身体が反応して、アレルギーのような症状を起こす病気だ。においに敏感なので、ピュアな食べ物を求めるようになっていく。

その結果、ミネラル不足の度合いが一般の人よりひどくなってしまうのだ。

化学物質過敏症は、大量の化学物質によって急性中毒を起こしたところからスタートし、時間が経ってから発症するケースが多い。その間にミネラル不足が起こっていて、心身が必須微量ミネラルに飢えて、極微量でもなんとかして取り込もうとしているところに極微量の化学物質が入ってくると、それを取り込もうとして過敏に身体が反応し、通常なら反応しない量なのに異常な症状が出てしまう、と私は推測している。

この推測が的外れでない証拠は、化学物質過敏症の人に天然ダシを飲んでもらうと、すぐに症状が一般的なアレルギーと同じくらいまでよくなる人が何人もいたことだ。

極微量の化学物質に身体が反応しなくなれば、成績がよくなるのはもちろん、あちこちに行くことができるから、それまでと比べれば生きるのが非常に楽になる。

◉家庭内暴力がおさまった（千葉県・大学三年・男子）

はじめから乱暴な子だったわけではありません。変わったのは大学に入って一人暮らしを始め、ラーメン、焼肉、牛丼、唐揚げ丼、スパゲッティに魅了され、それらとスナック菓子とお酒だけの食生活になってからです。

大学二年になると、じんましんが出始め、あごから顔の中心に向かって皮膚の色が黒くなっていきました。皮膚科に通ってもよくならず、一時はステロイドの副作用で顔全体がむくみ、「顔の皮膚がちぎれそう」と痛がるほどでした。何度か皮膚科を替え、治療の成果が出てよくなりましたが、それでも、ときどきじんましんが出ていました。

その息子が自宅に戻ってくると、性格は荒れ、自己中心的になって、暴力をふるう子に変貌していたのです。私も殴られて半年ほど医者通いをし、途方に暮れていたとき、「ミネラル補給」のモニター募集を知り、「もしかしたら……」という気持ちで応募しました。

届いた天然ダシをその夜から、スプーン一杯分を薄めて、「肌がきれいになる」と言い含め、薬のように毎日一～二回、飲ませました。

すると、二日目には機嫌がよくなりました。こんなに穏やかなことは、ここ一年以上ありませんでした。

七日目には、一緒に食事をとり、息子から話しかけてくれました。会話をしながら息子と食事するのは久しぶりで、物真似をして笑わせてくれます。怒りかけたかなと思っても、途中で笑いに変えてくれるのです。

息子の劇的な変化は天然ダシのおかげです。本当にこのダシと出合えてよかった。

【コメント】天然ダシで性格がよくなった初の例で、二〇〇八年一〇月から精神や神経系の症状について本格調査が始まった。

◉反抗期と思っていたら、明るい子になった（大阪府・高校三年・女子）

次女は高校三年生。学校から帰宅すると自室にこもり、食事のとき以外は親とほとんど会話することがなく、テレビや携帯メールばかり。これも反抗期のせいと思っていました。いつも肩がこった、頭が痛いと口ぐせのように言っていました。

肉類が好きで、スナック菓子、チョコレート、クッキーなどのお菓子も大好き。ところが、料理に天然ダシを使い始めて三日目ぐらいから、これまではなかったような笑顔で、学校のことを話してくれるようになりました。

今日で二週間目になりますが、自分の部屋の掃除や片づけを進んでやり、気分も安定して、すごく明るい子になりました。娘は四月から就職です。

【セオリー】好きな食品でミネラルが豊富なのはチョコレートだけ。毎日は食べないからミネラル不足に陥って、神経伝達が乱れ、若いのに、肩こり、頭痛が起きていたのだろう。必須ミネラルを補給できたので、神経が正常に機能するようになり、症状がなくなったので気分がよくなり、この女の子のいいところや、本当の個性が現れてきたのだろう。

◉反抗期なのに、やさしくなった（群馬県・高校一年・男子）

高校一年生の息子は反抗期。イライラし、乱暴に口をきき、家族と会話しない日がしばらく続いていて、これも年頃で「当たり前のこと」だと、あきらめていました。

ダシには煮干を使っていましたが、足りないときは「ほんだし」を使っていました。

ところが、煮干に加え、天然ダシを料理や息子の弁当に使うようになって二週間ほどすると、息子は家族と前よりよく会話をするようになり、それも乱暴な口のきき方でなく、やさしくなり、私は息子と話すのが楽しくなっていたのです。

以前、息子がよく食べていたのは、焼肉、鶏の唐揚げ、マクドナルドのハンバーガー、スパゲッティ、菓子パン、調理パン、チョコレート、炭酸飲料、コンビニ弁当などです。

弁当はいつも手作りしていましたが、お腹が空くと我慢できず、買って食べていました。

ところが、天然ダシを使うようになったころから、買って食べることがなくなり、お腹が空いているはずなのに、「お母さんの野菜炒めが食べたい」と帰りを待っているのです。

私とケンカをしても、すぐに機嫌を直し、何も知らないお祖母さんまで、「このごろ変わったね」と言うほどです。

【セオリー】「いい子」になるのは、人類の歴史を考えれば、当たり前のことだ。

――人類が豊かになったのは最近のことで、少し前までは、命を奪われる危険がまわりにたくさんあった。ところが、親は食糧の確保に忙しくて、子どもにかかりっきりになれなかったので、子どもが勝手に親の眼の届かないところに行ってしまったり、子どもが親を困らせて、少しでも見放される時間があると、子どもは生き延びることができない確率が高くなった。

われわれ人類は、約二〇万年前にアフリカで誕生したホモ・サピエンスの子孫である。人類が誕生してから二〇年ごとに世代交代をしてきたとすると、一万世代を重ねている。つまり、一万回にわたって「いい子」が選抜され、その遺伝子が残ってきたので、親から見て都合の「悪い」遺伝子はほとんどなくなっているのである。だから、ミネラルを補強して、身体も心も、その子の本来の姿が出てくると、「いい子」になっていく。

この高校生の変化も、反抗期が終わったこともあるのだろうが、性格が穏やかになって、親の手伝いや勉強、スポーツをしたくなり、成績もよくなって、親から見て都合のいい方向に変わったのは、当然といえるのである。

親にとって都合のいい態度は、過去にミネラル補給が十分だったときに、よく現れていたと考えられる。これは子どもの自然な態度の一部なので、親は気がつかないのが一般的なのだ。意識して気をつけていると、ようやく気づくのである。

成績がアップした事例

◉英検準二級筆記に合格（東京都・中学二年・女子）

成績が上がったという『食品と暮らしの安全』の記事を読んだので、娘が中学一年生のときから、天然ダシを料理の下味をつけるときや、あえ物やドレッシング、お弁当の惣菜にたっぷり使用しました。味噌汁は、昆布と煮干でしっかりダシをとりました。

すると、中二になった娘は五月ごろからやる気が出てきました。

反抗期なのか、とげとげしい感じがあって、すぐに怒っていた娘が、柔らかくなり、ずいぶん落ち着いてよく話すようになり、それによく笑うようになり、成績にも結果が出てきました。

中一の三学期・期末テストは一一番、中二の一学期・中間テストでは四番、期末テストでは二番になりました。試験中もよくテレビを観ていたのですから、勉強するときの集中度が違ってきたのでしょうか。

六月の英検（実用英語技能検定）では、準二級筆記に合格しました。

【セオリー】天然ダシには、神経伝達物質を作る酵素が必要とする七つのミネラルがすべて含まれている。だから、ミネラル不足の子どもに天然ダシを入れた味噌汁や料理を食べさせると、頭のキレがよくなるので、成績が上がるのは当たり前なのである。

◉英単語小テストに一発で合格（東京都・中学二年・男子）

正月に会った妹に天然ダシを紹介すると、半信半疑で持って帰りました。

すると二週間後、「うちのバカ息子がたいへん！」と電話が。

「テストで合格！」したのです。

「信じてなかったけど、天然ダシを朝晩使っていたら、いつも二度追試を受けてやっと合格していた英単語の小テストに、今日は一発で合格した」

「いつものごとくテスト日を忘れ、休み時間に勉強しただけ！」とのこと。

その後も、甥っ子は、今までしたこともない家の手伝いを始め、さらに仕事が終わるとぐったりしていたダンナも疲れ方が違うと元気になっているというのです。

今や妹は、天然ダシを入れてパンを焼き、ご飯を炊き、友人に紹介し……。

今度は、「息子がさぁ〜、今日スキー教室から帰ってきたんだけど。今までのあの子は、とにかく人の名前覚えなくて、担任の名前ですら何カ月かかかるのに、インストラクターの名前をサラッと会話で出して、しかも疲れたから、もー寝るって言って二階に上がったのに、勉強してるのよ。これって天然ダシの影響？」

煮干とは縁のない食生活をしていたのだから、やっぱりミネラルを補給した影響なんでしょうが、甥っ子は、本当は頭がよくて、よく勉強する子だったようです。

ダンナが元気になったことも天然ダシを紹介した私のおかげなんですが、私への感謝だけは妹も忘れています。

◉娘がダイエットでき、初めて百点を（岩手県・高校二年・女子）

以前から煮干でダシをとっていましたが、『食品と暮らしの安全』の記事を読み、天然ダシを購入して使い始めました。

使いやすくおいしいので、朝は味噌汁、卵焼きなどに使っています。夜は、味噌汁や煮物、チャーハンの味付けやサラダのドレッシングにといろいろに使用しています。

高校生の娘は、小ボトルに入れて学校に持っていき、お弁当のおかずにかけています。

三カ月経ったら娘の体重が三キログラム減少していました。体調は、元気そのもの。

「最近、腹もちがいいのよね」と、間食をしなくなったせいなのでしょうか……。

そのうえ、「百点だったよ」と高校のテストで初めての百点。なんと、百点を取れたのは学年で二人だけでした。
天然ダシのおかげかどうか一概にはいえませんが、ほかの体験者が言われているように、集中力が出てきたせいかなと思っています。

【セオリー】太る傾向があるのに、すぐに空腹感を覚える人は、身体がミネラルを欲しているためだと私は考えている。天然ダシを弁当のおかずにかけているのは大正解だ。液体に溶けているミネラルがすぐに吸収されるから、午後の授業までに神経組織が必要とするミネラルの補給が完了している。ミネラルが充分にあれば空腹感を覚えることもないから、授業に集中できるし、間食をとらないから、体重も減ってくるわけである。

学校に合格した事例

◉挑戦した高校に元気に通っています（神奈川県・高校一年・女子）

模擬試験では一度も合格圏内に入ったことがなかった高校に、どうしても入学したい、挑戦したいと娘が言うので、本人の希望どおりに受験させることにしました。

天然ダシを購入したのは一〇月です。わが家ではずっとダシパックを使ってきましたが、ミネラルがほとんどないと『食品と暮らしの安全』で指摘された「たんぱく加水分解物」が入っていたので、天然ダシに替えました。

味噌汁を一日一回から二回に、鍋料理、煮物を今までより多くして、天然ダシを使いました。

二月上旬の過去問題のテスト、予想問題テストで成績が上がって、ようやく可能性が見えてきて、本番の入試が自己最高点だったようです。

もちろん本人の努力、さらに塾の的確な指導もあったからでしょうが、今、娘は元気に希望の高校に通っています。

【コメント】 第8章を読んでミネラル補給を心がければ、高校ではさらに成績がよくなるかもしれません。

◉高校受験に合格しました（徳島県・高校一年・男子）

高校受験を控えたわが家の次男坊、三年になるまでのんびり構えていたため、ようやく焦りを感じてスパートをかけたものの、急には追いつかないまま前期の受験を迎えました。私立は三校だけの徳島では進路調整をされた上での高倍率。しかも学区外からの受験とあって、本人も前期より後期の試験にかけていました。

そんなとき「合格祈願だし」（ダシの成分は「天然ダシ」と同じで、砂糖と塩のグレードを上げてある）の発売を知り、まじない気分で購入。おいしいので受験直前の数日間で使い切ってしまいました。

前期試験が終わり、落ちたと思って後期に向けて勉強していた息子に届いたのは、なんと「合格通知」。

喜んでいる本人には言いませんが、これは天然ダシのおかげに違いないと確信している次第。お礼申し上げます。

【コメント】「嬉しいから報告します」と、お父さんから届いたメールには喜びがいっぱい。

――その報告に、事務所中が幸せな気分になりました。

◉「冒険」の高校に進学できました（東京都・高校一年・男子）

「受けるだけ受けてみてもいいですよ。ただあくまでも冒険ですから」と、学校でも塾でも言われました。「行きたい、と子どもが望む高校は、都立も私立も手が届かないのか」と、気持ちが沈んでいたのは二〇〇八年一一月のことでした。

そのころ、職場の同僚から天然ダシを教わり、親として少しでもできることがあるならと購入して使い出したのは一二月半ばから。

それまで使っていたダシは、「ほんだし」です。

口にしたことのないものには、必ず抵抗を示していた子ですので、初めのうちは味噌汁にそっと入れていました。しかし、次は和え物に、次は鍋物に……と、使っているうちに、家族みんなから「それは何？」ということになり、「じつはね」と説明しました。

「身体にも、頭にもいいんだって！」という説明も効いたのでしょうか、わずかな間に、偏差値が上がり、二月、三月の受験が終わってみると、あきらめ半分だった希望の二校を含め、受験したすべての高校から合格通知を受け取ることができました。

本人は、「僕の実力だ！」と言っていますが、その力の源になってくれたのが天然ダシだと感じているようで、今も毎日、続けて使っています。

私としては、合格もさることながら、親子ともどもあわてることなく、苛立つこともなく、穏やかな気持ちで試験の日を迎えられたことを何よりありがたく思っています。

【セオリー】天然ダシで脳神経がスムーズに働くようになり、本人の実力が発揮できるようになったのだから、実力がついたのは「僕の実力だ！」でいい。ただし、受かったのは、実力だけではない。競争相手の受験生がミネラル不足で、本来の能力を充分に発揮できなかったこともある。このハンディの大きさは、身をもって体験したとおりだ。

◉二人とも合格。天然ダシに感謝（千葉県・高校一年・男子＆大学一年・男子）

わが家の大学受験の長男と、高校受験の次男が、ともに第一志望校に合格できました！

次男は、二学期末に、体育の授業で鎖骨を骨折。痛みをこらえ、利き腕が使えないで受けた期末試験がふるわず、内申が大幅に下がるという逆境で迎えた受験でした。

「ダメだろうなぁ」と言って出かけた発表日でしたが……なんと合格！

こんな状況の中、いじけずにいつも前向きに頑張れたのは、食事をおいしくした天然ダシのおかげが大きいと思っています。それまで、「ほんだし」や煮干、カツオ節などいろいろなダシを使ってきましたが、一月末から天然ダシを使いました。仕上げに使うと、ぐんと味がよくなって、息子たちの食べっぷりが明らかに違います。

長男は浪人したくないとたくさん受験。三日続けて試験という日もありましたが、体調を崩すことなく、つねに強気で試験を受け続け、希望の大学に合格できました。

二人の息子が、共に喜び合えた最高の春です。ありがとうございました。

◉クラス三位になり、自己推薦で合格（東京都・高校三年・女子）

「クラスで二〇番以下だったのに、九番に急上昇してね。職員室で話題になったって」

「そういえば、天然ダシを使い始めてから、成績が上がった!」

安全基金のスタッフも、こうして高校二年の娘の成績が、天然ダシを使い始めてから上がったことに気づきました。そうなると、天然ダシを余計、料理に使うようになります。年が明けても、娘の成績は八番、七番と上がり続け、九月には三位に。

こうなると、一年前には「難しい」といわれていた第一志望の大学に自己推薦で入試を受け、この難関を突破して、早々と合格を決めました。

娘さんに話を聞くと、それまでと同じように勉強していても、「すっきり覚えられる。次にどういうように勉強したらいいか、アイディアが湧いてくる」そうです。

母親は「ウチの娘じゃないみたい」と言っていますが、ミネラルが、脳のあちこちで、必要とする酵素の中に入って大活躍するようになったから、すべての能力がアップしているので、そう感じられるのでしょう。

第7章

大人たちの困った症状もよくなった

――ミネラル体験報告②

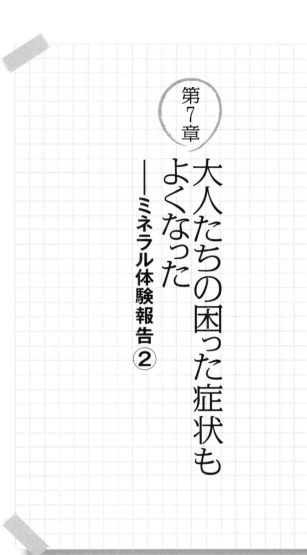

うつ病が改善した

◉うつ病なのに、新聞を読むのが楽しみに（東京都・Kさん・四〇代）

二〇〇〇年九月、私はうつ病になり、一度は回復したものの生活環境の悪化で二〇〇五年に二カ月の入院。二〇〇七年にも身内に不幸があって二カ月をほとんど寝たきりで過ごすなど、二回も再発を経験しました。

うつ病歴の長い私ですが、二〇〇九年一月中旬に天然ダシを使い始めました。それまでは、カツオ節が主体で、調味料のタンパク加水分解物が入った「だしパック」を使っていたのですが、ダシを替えて一週間ほどしてから、徐々に思考力が戻ってきました。

朝は、朝食に一度は起きるものの、その後は起きていられず、昼まで寝てしまいます。疲れやすく、疲れると不眠になるなど、睡眠障害の症状は今でもあります。

けれども、一月末になると、新聞を読んで、理解できるようになり、いろんな記事を興味深く読めるようになって、今は切り抜きも行なっています。

「朝、新聞を読むのが楽しみに感じる」

こんな当たり前のようなことが、うつ病患者にとっては、夢のように嬉しいのです。「活字を読む気になれない」「活字を読んでも頭に入らない」これは、寝起きの気分が非常に悪いうつ病の大きな特徴です。健康な人にはわかりませんが、患者本人にとっては、とてもつらい症状です。

症状はまだ一進一退で、抗うつ剤は飲み続けていますが、おかげさまで希望を感じられるようになりました。

【コメント】『「うつ」は食べ物が原因だった！』（溝口徹、青春新書）という本がある。いい本で、私もこの本を読んで、第2章の「こうちゃん」は、神経伝達物質を作る酵素にミネラルが足りないので症状が出ていたと推定し、それが検査データで裏付けられた。「うつ病の全体を見れば、ダイエット、甘いもの好き、野菜偏重……が脳の栄養不足を引き起こしていた」という溝口氏の意見には大賛成だが、食事の中身への考察は甘い。

カツオ節のダシではミネラル不足になるから、天然ダシを使うだけで、一週間ほどでうつの症状がよくなり始める事例が生まれるわけだ。ミネラル補給は、心の傷にはあまり効かないだろうが、ミネラル不足による神経系の一次障害を治すには必要不可欠だ。うつ病にかかわっている医師、研究者は、ミネラル不足がうつの引き金をどう引いているか、うつ病の改善にミネラル摂取をどうつなげていくかを考えていただきたい。

◉抗うつ剤が減って、私も子どもも元気に（岐阜県・Oさん・三〇代）

抗うつ剤と、ぜんそく薬を服用し、口内炎、睡眠障害で悩んでいました。天然ダシを使い始めて一カ月くらい経つと、ぜんそくが出なくなり、口内炎も出ません。夜はきちんと眠れるようになり、気持ちが楽になって、外出するのも苦でなくなり、医師からも抗うつ剤を半分にしていいと言われました。

もともと甘い物が好きなのに、強烈な刺激のある食品にしか食欲が湧かなくなっていました。それが、体調が変わる中で、味覚も改善され、甘いものがおいしく食べられるようになりました。

小学校六年の息子は、高機能広汎性発達障害（ＰＤＤ）で、やはり抗うつ剤を飲んでいます。好き嫌いが多いのに、この天然ダシは、「この味が好き」と、そのままスプーンで飲むことがよくあります。

この子の一カ月の変化は劇的です。

元気になって、学校の先生方もびっくりされています。風邪をひいても軽く済み、頭痛が減りました。医師から、抗うつ剤を減らしていいと言われました。

給食の野菜に、以前は嘔吐していたのに、今は全部食べられるようになっています。

先日は中学校の体験入学でした。以前なら、歩いてどこかに行くこともできないし、人が大勢いるところにいられません。それが、小学校から歩いて中学へ行き、普通にその日の行事をこなしてきたのです。

ＰＤＤの子は「その場で何を求められているか理解できないために不適切な行動をとることがある」と言われていて、今まではそうだったのに帰ってきて「周りの様子を見て頑張った」と言うのです。周りを見て、それに合わせて我慢する力がついたのです。とても嬉しくて、子どもをいっぱいほめてあげました。

【コメント】この親子は、現代の食生活が引き起こすミネラル不足の弊害を象徴している事例といえる。これまでの紹介事例も、どういうわけか父親の存在感が薄く、ミネラル不足で家族全員がおかしくなっていた例が多い。

ミネラルさえ足りていれば、特に苦労することなく子どもは育ったし、母親が抗うつ剤を飲むようになることもおそらくなかっただろう。

だが、過去をなげいても取り戻せない。本来の自分と、本来の子どもに戻れることがわかったのだから、子どもを、これまでしかった分と同じくらいほめてあげよう。そうしながら、薬を徐々に減らして、薬を飲まなくても元気に暮らせる明るい未来を切り開いてほしい。

◉うつに近い状態から、家事がはかどるように（東京都・Yさん・三〇代）

意欲が湧かない。仕事には行けるが、はかどらない。決断できない。よく寝ても、こういう状態がよくならない。

昨年は花粉症（スギ、ヒノキ）がひどく、その不調を一年近く引きずった感じで、診断はされていませんが、うつに近い状態でした。

以前から、ダシパックに加え、煮干もたまには使っていたのですが、天然ダシを二月ごろから使い始め、さらに、花粉症用のハーブティーを飲んだり、いりこを田作りにして食べるようにしました。

すると、多少の寝不足でも、仕事を遂行しようという意欲が強くなりました。だるさは減って、休みの日の家事も以前よりはかどるようになり、完治ではないと思いますが、とてもよくなったのを実感しています。

【セオリー】ダシパックにもいろいろあって、化学調味料入りのものや、風味原料を少なくして人工的な調味料を入れ、パックでそれを隠して消費者をごまかしている商品が意外と多い。

煮干を主体とした無添加のダシパックが一番いいが、よく探さないと見つからないほど売られていない。ようやく見つけても、イワシ粉末は最小限しか入っていない。

食品に添加されているリン酸塩で食事からミネラルを奪われていることを考えると、ダシメーカーが推奨する使用量の三倍は使わないと、ミネラルが不足することになるだろう。Yさんは三倍も使おうと考えていなかったから、やはりミネラル不足に陥っていた。だから、ミネラルを補給すると体調がよくなり、元気になったのである。

加工食品を多く食べる人は、これからは煮干や昆布を「三倍」使うように心がけよう。

◉うつと肩こりから解放され、仕事をすることに（大阪府・Nさん・三〇代）

一〇代の後半からひどい肩こりで、最近まで、週一回整骨院に通っていました。うつ的な症状になったこともあって薬を飲んでいましたが、治療が嫌で、勝手に通院をやめていました。

昨年七月に二人目を出産。一一月ごろより無気力になり、子どもの世話で精一杯な状況でした。夜中に授乳したあとも、なかなか寝つけません。怒りっぽくなり、子どもにあたり、子どももよく泣きわめいていました。

昨年末から天然ダシを使い始め、無添加の食品を摂取するよう心掛けました。するとと肩こりが軽くなり、夜中の授乳後の寝つきもよくなりました。ヒステリーのように子どもを怒ることもなくなり、冷静になり、子どもも穏やかになりました。
仕事をするかどうか悩んでいましたが、気持ちにゆとりができたので、就職活動を始め、勤め先が決まりました。

【コメント】こういうお便りをいただくと、本当に嬉しいですね。

精神状態がよくなっただけでなく、肩こりが軽くなったことから、ミネラル不足で神経伝達に乱れが生じていたのでしょう。

第8章に、天然ダシよりパワーのあるミネラルの補給方法を紹介したので、それを参考にしながら、これからもミネラル補給に気をつけて、職場にもうまく適応してください。

肌荒れ・舌の荒れ・口内炎、口臭もよくなる

◉お肌がツルツルになり、身体に芯が入った（鹿児島県・Aさん・四〇代）

会社の同僚が長いこと湿疹で悩んでいました。聞くとひどい食生活でしたので、玄米や自然の食事に替えるようにと勧め、湿疹は治りました。でも、病気ではないけれど、何か

しら健康でなく、「何か芯がないね」と言っていたところでした。

『食品と暮らしの安全』のミネラルの記事を読んで、ダシは何でとっているのかと聞いたところ、「ほんだし」を使っていました。そこで助言すると、同僚はさっそく天然ダシを注文。さらに、いりこや昆布を食べ始めたところ、今ではお肌ツルツル、しかも身体に芯ができたと喜んでいます。

これまでたくさんの人に食事の大切さを伝えてきましたが、一番大事なことが抜けていたと思っています。

【セオリー】肌をツルツルさせるのに必要な酵素が働くには、亜鉛、銅、マグネシウム、コバルトとビタミン類が必要だ。天然ダシはこれらの必須ミネラルがすべて含まれているので、肌がツルツルになり、身体に芯ができたと考えられる。

◉ひどい手荒れがきれいに（埼玉県・Nさん・三〇代）

手指の荒れがひどく、男なのに主婦湿疹をひどくしたような状態が長年続いていました。異汗性湿疹《いかんせいしっしん》と言うそうです。手のひらや足底に小水疱が現れ、その後皮が剥け始めると痛くて物を持つのもつらくなります。

皮膚科で処方されるステロイド剤をつけていたのですが、状態はよくなったり、悪くなったりの繰り返し。そのころ超高純度ワセリンの「サンホワイト」を知ったので、ステロイド剤はやめられました。

それから、コンビニ弁当、スーパーの惣菜に天然ダシをかけて食べるようになりました。また、大好きなラーメンは、化学調味料を一切使わず、昆布・煮干のダシをたっぷり使ったラーメン店で食べ始めていました。

すると、いつのまにか手がすべすべになり、十数年ぶりに自分の指紋を見ることができました。引越しの片づけで、ホコリだらけのところを雑巾がけする日が続いても、手は荒れずに済んで、気分爽快です。

【コメント】本書の校閲を担当した中戸川が、『食品と暮らしの安全』編集部のスタッフになる前の話です。こうして彼は近くに引っ越してきました。


◉アカギレの指がきれいに（青森県・Sさん・五〇代）

毎年冬の終わりから春にかけて、いつも指にアカギレができていました。できるのは同じ部分で、右手親指の爪の両端と人差し指の片側で、血がにじむこともよくありました。

今年は、気がつかないまま過ごしていましたが、同僚が手荒れで痛いと言うのを聞いて初めて、アカギレを起こしていないことに気がつきました。

これが天然ダシの効果かどうかは定かではありませんが、一年中がさついていた手指が、今はきれいなままです。

以前から、ダシにはカツオ節、昆布、煮干を使っていて、天然ダシを使い出したのは昨年の秋から。煮物、炒め物に使ったり、豆腐にかけたりして、職場では昼食時にスープのようにして飲んでいます。これからは、身体の変化に注意してみます。

【セオリー】カツオ節にはミネラルがあまり含まれていないので、ミネラルが少し不足し、それが指のアカギレやがさつきの原因になっていたのだろう。

イワシとトビウオはタイプが異なる天然魚なので、そこから抽出した天然ダシは幅広いミネラルを豊富に含んでいる。それで皮膚が必要とする少なくとも三種のミネラルがすべて補充されたので症状が改善したと考えられる。

天然ダシを使うと爪がきれいになったという人もいる。これも同様の理由だろう。

◉舌の荒れが三日で治った（東京都・Kさん・五〇代）

半年ぐらい前から、舌が荒れて、医師からビタミン剤を処方してもらっていました。

この四月から未経験の仕事に就いて、緊張の毎日を過ごしていたので、足の裏の痛み、めまい、微熱、だるさなど、疲れを示すサインが出ていました。だから、舌の荒れも、疲れやストレスが原因だと思っていたのです。

それが、天然ダシを飲むようになって三日目で、舌が元に戻りました。微熱もなくなり、だるさも改善しました。

驚いたのは、味覚の変化です。イワシが苦手の私は、天然ダシを薄めた「ミネラルドリンク」は「薬」以外の何物でもなく、後味も悪く、「早くこの味を消してしまいたい」と思っていました。ところが、四日目から、「おいしい」「飲みたい」に変化しました。動物は、必要な栄養素を自発的にとりますが、私も身体の声を聞けるようになったのでしょうか。

【コメント】天然ダシは、調理の最後に味の調整に使うのが、本来の正しい使い方です。


◉口内炎がよくなってきました（岐阜県・Iさん・四〇代）

口内炎がつねに七〜八個あり、まぶたのけいれんや、夕方になると口の周りの筋肉まで動かしづらくなるような状態でした。

ところが天然ダシを使い始めると、三日目から口内炎が減っていきました。できてもすぐ治るようになり、一週間後の今は一〜二個になっています。

口内炎だらけで、本当につらかったのが、楽になりました。

【コメント】きちんと天然ダシをとると、翌日の朝には皮膚の状態が改善している、とわかる例が多いのです。口内炎は、もう少し時間がかかるようです。

◉口臭が軽くなって、気分が穏やかに（神奈川県・Kさん・五〇代）

夫は五二歳。歯周病のようで、口臭がひどいのです。毎朝ランニングして、帰ってきたときが一番においます。今まで使っていたのは昆布とカツオから取ったダシなので、半信半疑ながら、天然ダシで効果があるのかを、試すことにしました。

まず、朝起きると天然ダシを薄めた水を飲んでからランニング。朝食の味噌汁、昼食のお弁当、夕食の味噌汁に、天然ダシを使いました。

始めたのが八月末なので、夏バテもあるのか、一日目から三日目までは眠たがり、股関節が痛んだりしていました。このころまでは、口臭も変化ありません。

ところが、四日目には体調がよくなり、疲れなくなります。五日目になると口臭も軽くなってきました。それ以降も、口臭は軽く、体調もよい状態が続いています。

また夫は、仕事のストレスにもイライラせず、穏やかになったようです。不思議です。

【セオリー】カツオ節と昆布のダシではミネラルが足らないので、免疫力が落ちて口臭が強くなっていたと考えられる。必須ミネラルが幅広く補給されて免疫力が高まり、菌との戦いが有利になって、口臭が減ったのだろう。

冷え性がよくなり、足がつらなくなる

身体が冷えて、特に腰回りが冷えて困っていました。年齢のせいかとも思いましたが「もしやミネラル不足？」と、天然ダシを購入したのは昨年のことです。

正月に、天然ダシを少し加えて得意の茶碗蒸しを作ったところ、娘に「これ、何使ったの？」と驚かれ、夫も「料亭の味」と、いつもと違う深い味がすると言って、ほめてくれました。

味噌汁には昔から煮干を使っていましたが、天然ダシも味噌汁に入れ、おいしいので、さまざまな料理にも使っていました。

五月ごろに気が付くと、あの氷のような冷えがなくなっていました。ただ、陽気も暖かくなってきたからなのかとも思い、様子を見ていました。

秋になって寒くなってきたのに、「冷え」はありません。効果を実感しています。


◉「冷え」が治った（大分県・Tさん・六〇代）

【セオリー】ミネラルの補給効果を一番早く実感できるのが、冷え性だ。

私は講演会で、冷え性の方たちに前へ出てきてもらい、天然ダシを小さじ一杯入れた冷茶を飲んでもらう。それから五分後、温かくなった人に挙手してもらうと約三割、一五分後には七~八割の手が挙がる。冷えの解消どころか、「暑い」と言い出した人もいる。神経伝達物質を作るにはエネルギーが必要で、そのエネルギーを供給する酵素が働くにはリチウムが必要だ。天然ダシには、このリチウムも含まれている。

身体を働かせるのに必要なエネルギー供給にかかわる酵素が全身にある。それらの酵素がミネラル不足で働きが悪く、身体がエネルギー不足になりかかっているのが、「冷え」を感じる正体だと私は考えている。天然ダシを飲むと、「冷え」はすぐに消えるからだ。

冷え性の方は今すぐ、大き目の煮干を一〇匹ほど鍋に入れて、コップ一杯の水を入れ、三分ほど沸騰させて、冷めたら飲んでみよう。すぐに温かくなる人が多いと思う。

◉冷え性が改善し、足がつらなくなった（岩手県・Mさん・五〇代）

天然ダシを使い始めると、私の身体にも変化が出てきました。

冷え性と、足がつることが気になり、東洋医学のハリ治療に通院していましたが、先日先生から「身体が、温まってきていますね」と言われました。冷え性が改善していたのです。そういえば足もつることがなくなっています。嬉しい変化です。

これからも天然ダシを使い続けて、身体の様子を見ていこうと思っています。

◉足がつらなくなり、冷え性が改善しました（東京都・Sさん・四〇代）

天然ダシを二月から使い始めると、私の身体に変化がありました。

前に使っていたのも市販の天然ダシパックでしたが、汁ものに使う程度でした。

私は以前から、一年中体が冷え、疲れやすく、ふくらはぎや土踏まずが、ちょっとしたことでつりやすかったのです。

それが、天然ダシを毎日大さじ一杯ずつ薄めて飲むようにしたところ、二、三週間で足がつらなくなりました。つらないというのは、本当に楽ですね。

週に一～二回、二時間ずつゴルフの練習をしていますが、以前に比べ疲れにくくなったようです。練習がきつく感じたときは家に帰って、大さじ一杯の天然ダシを飲んでいます。

冷え性もずいぶんよくなりました。夏でも素足でいることなど考えられず、ソックスを手放せなかったのに、この夏は、裸足でフローリングの床を歩いても冷えてきません。

天然ダシで、精神的にも肉体的にも改善されたことで、食事の大切さを改めて思い知らされました。

【コメント】足のふくらはぎがつらなくなった体験をしたのは、著者の小若が一番早い。

――天然ダシの販売を始める前にサンプルを持ち歩いて外食で使っていた。気がついたら、こむら返りを起こす予兆が出なくなり、安眠できるようになっていた。

リウマチなのに一時間歩ける

◉リウマチで、五メートルも歩けなかったのに（愛知県・Nさん・六〇代）

二年前にリウマチと診断され、手首、足首のこわばりと痛みに悩んでいました。冷えると痛みが強くなるので、暑い時期でも身体が冷えないように気を配っていましたが、夜中に足が冷えると朝がとてもつらいので、それだけでも何とかしたいと、天然ダシを試してみることに。味噌汁や料理のダシには、カツオ節のダシパックや煮干を使っているので、一日二回、大さじ一杯を水で薄めて飲みました。

天然ダシを使い出す前に、起床時の体温を測ると三五・五度。それが、三日目になると三五・九度に上がりました。五日目からは三六度台になって、冷え込む季節になっているのに、就寝時にも足指はずっと温かいまま。朝にはつらい思いをしていた足のこわばりが少ないまま、起きられるようになりました。

それと同時に、夜中にトイレに行く回数が一回から三回に増えました。回数は増えましたが、排尿困難があったのに比較的すっきり出るようになっています。また、尿が泡だち、たんぱくが混じっているといわれていましたが、それも消えました。

九日目には、寝ている間にふくらはぎまで温かくなりました。その上、肌がつるつるしてきたことに気がつきました。

〈二カ月後〉

ミネラル補給を始める前は、手や足の甲がこわばっていたのに、今はそれがほぐれて、とても楽になりました。当時は五メートルも歩けなかったのに、今は、一時間ほど歩いて散歩できるようになっています。

ちょっと張り切りすぎて、漬物を漬け、大掃除をして、立ったり座ったりしていたら、一週間前に体調をくずしてしまいましたが、冬なのに身体が温かくて、前よりも楽です。

リウマチが治ったら、また連絡します。

【セオリー】 リウマチの症状から考えると、神経系の異常が関与している。だから、神経伝達物質を生産する酵素に必要なミネラルをすべて供給することが、神経系の異常を回復させるのには必要である。

原因不明とされるリウマチが、ミネラル補給によって、短期間にここまでよくなっ

——た例が出たことを考えると、やはりミネラル不足が関与していると言わざるを得ない。リウマチをもっと治せるように、専門家の奮起を望む。

アトピー性皮膚炎・化学物質過敏症、低血圧もよくなった

◉「アトピー性皮膚炎」がよくなった（北海道・Mさん・三〇代）

一〇年ほど前から、季節の変わり目や体調の悪いときに、顔が赤くなってかゆくなるアトピー性皮膚炎にかかって困っていました。

今年の春、調子が悪かったときに、天然ダシを買って使ってみると、三日目にかゆみがやわらぎ始め、それから一週間後には治ってしまいました。

それからも、体調が悪くなると出てきますが、夏の終わりも、秋の終わりも快調でアトピー性皮膚炎が出ないまま過ごせました。

【コメント】アトピー性皮膚炎は、天然ダシでもよくならないという人ばかりだった。肌荒れはよくなるので、不思議だったが、脱稿直前の一一月末に、北海道で講演会があり、その主催団体の職員の方から「治った」と聞いたのだ。アトピー性皮膚炎は免疫

の異常が関与しているから、免疫物質を生産する酵素や、その酵素の生産を調整する微量の酵素が必要としている極微量のミネラルを補給すれば、よくなるはず、と考えていた。その実例が見つからなかったのだが、初めての例をご本人から聞いたのだ。

天然ダシだけでは効果のない人が多かったので、アーモンドなどの種実類も食べながら、皮膚の状態をよく観察していれば、効果の挙がる例がたくさん出てきそうに思うのだが。

◉化学物質過敏症の症状が軽くなった（石川県・Sさん・四〇代）

私は化学物質過敏症で、大気汚染や化学物質が原因と思われるぜんそくが起きます。天然ダシを使い始めても、ぜんそくの発作は変わりませんが、新聞のインクやトイレの香料、新車のにおいで、苦しくならずに済むようになりました。

また、腹が立ってもすぐにおさまり、イライラしないで冷静でいられます。

夫は一日三回の摂取は無理なので、朝だけはとるように心がけていたら、仕事のストレスでイライラすることが減り、夫婦ゲンカをしなくなりました。夫でも効果ありです。

天然ダシを飲用して四カ月過ぎて気がついたのは、眠りが深くなったこと。寝ると、携帯電話の着信音に気づかないときがあります。家庭菜園で疲れると、以前は毎日のように昼寝していたのが、昼寝しないで一週間過ぎました。時間を得した気持ちです。

【セオリー】化学物質過敏症にかかると、「興奮しやすい」「不眠」など、神経系の異常に関連した症状が出る人が多い。ミネラルを補給すると、神経伝達物質が豊富に作られ、神経系の異常が軽くなって、「腹が立ってもすぐにおさまり、イライラしないで冷静でいられます」「眠りが深くなった」ということになる。だから最優先の「治療法」は、食事を改善してミネラルを豊富にとるのがいいと、私は考えている。

ぜんそくは、排気がサイクロン掃除機よりはるかにきれいなエレクトロラックス社の「エルゴスペース・アップグレード」を使うことをお勧めする。量販店なら二万円台で買える。

◉血圧が正常になった（埼玉県・Kさん・四〇代）

毎年の主婦検診の血圧測定は、いつも上が八〇〜九〇前後、下が四〇〜五〇で、「低血圧」と言われていました。

昨年の検診では、上が八〇そこそこで、「おかしいわねえ」と言われて三回測り直し。前々回は「要二次検査」の判定が出て、後日、病院で眼圧の測定も受けたほどです。

「低血圧症です。朝起き上がるときに、立ちくらみでケガをすることもあるので、枕元にクッキーなど置いてひと口食べてから布団から出るように」と指導を受けていました。布団の上でフラッとなることはしょっちゅうで、朝食を食べ始めてやっと目が覚めるような状態がずっと続いていたのです。

昨年の夏まで料理は、和食のダシはカツオ節が中心、スープやパスタには、固形のブイヨンを使っていました。

それからは煮干でダシをとるようにして、食卓には天然ダシを置いて、一日三食、和洋問わず、何にでもかけて使っています。

食事以外にも、朝起きてすぐにお湯にダシを入れて飲んだり、間食のときのお茶や野菜ジュースに入れるなどして使っていました。

使い始めてすぐに、手足の奥のほうがいつも温かい状態になり、冷え性がよくなっていることは実感していました。

すると、今年の検診では、なんと上が一一〇、下が五六。初めて上の数値が一〇〇を超えてびっくり。「普通の血圧になった……」と、嬉しくて何度も記録された数字を眺めてしまいました。

血圧を測るようになってから一度も一〇〇を超えたことがなかった私が、どうして急に正常値になったのか……、一昨年から始めたランニングの効果？ とも思いましたが、昨年は走っていたけれど、低血圧のまま。思い当たることといえば、ちょうど一年前から天然ダシを使うようになったことだったのですが、低血圧まで改善されていたとは驚きです。

今回の正常値の数値を眺めながら、そういえば最近は、布団の上でフラフラすることもなくなり、朝食の前に犬の散歩にも行けるようになっていることに気付きました。

すべてが天然ダシの効果かどうかはわかりませんが、長年低血圧だった私にとって「一〇」は記念すべき数値です。

【コメント】この事例が『食品と暮らしの安全』に紹介されると、すぐに二人の読者から、「私も血圧が上がって正常になった」と連絡をいただいた。薬を飲んで、血圧を上げている方は、すぐにミネラル補給を試してみたらいかがだろうか。

◉元気になり、仕事も手際よく（埼玉県・Hさん・五〇代）

ミネラル補給によって、体力的にも自信を持って仕事ができるようになっています。

私は長年小学校の教師をしてきました。しかし、教育現場は年々困難になって、さまざまな課題が教師の負担となっています。その疲れが溜まったのでしょうか、花粉症がひどくなり、肌も荒れて、顔はむくんで黒ずみ、人と会うのが苦痛なほどボロボロな状態でした。化粧をするのもつらかったのです。

そのころ、ミネラル補給の大切さを知って、天然ダシを使い始めました。

もともと体力がない私は、食事は素材に気を使い、手作りを心がけてきました。ダシも生協から購入した「だしパック」（サバ節、カツオ節、昆布、シイタケ）を使用し、加工食品はほとんど使っていません。昼は栄養価や素材を考慮して作られた自校給食です。

自宅での調理で天然ダシを使うだけでなく、職場ではスプーン一杯をお湯で薄め、スープとして飲みました。すると、歴然としてミネラルを補給した効果が現れたのです。

二カ月を過ぎたころから、肌の調子がとてもよくなってきました。黒ずんでいた顔色はくすみの取れた白い肌になり、「若くなった」と言われます。

体調もよくなりました。熟睡できるのか、朝の寝起きがすっきりしています。

長年、冷え性でつらい思いをしてきましたが、冬を迎えても、「冷えきった」状態がなくなりました。

当時は、学校での行事が重なってハードなスケジュールの毎日でした。それでも、着実に体力は回復して、しかも、次々にアイディアが湧いて仕事の方針や手立てが考えられたのです。今までになく手際よく仕事をこなせたことに、自分自身驚きました。

ミネラルが気持ちの安定や思考に作用していることを実感して、『食品と暮らしの安全』で連載されていた発達障害の子どもたちの変化が納得できました。

体力に自信が持てるようになってきて、「この冬は風邪もひかずに済んだ」と喜んでいたら、春先に、以前から持病のように繰り返していた腎盂炎が再発。「元気になっていたのに」と、正直ショックでしたが、治りも、その後の体調の回復も早く、ミネラル補給の成果はここにも出ていることを感じました。

以前は心身の疲労から、「定年まで○年」と数えていましたが、今は、もう少し働いてもいいと思えるほど身体の芯に力が入り、前向きに物事を考えられるようになりました。

【コメント】こういう話は、たくさんの方からうかがっている。ただし、「気のせいかもしれないが」とも言われるのだが。

ダイエット、糖尿病にも効果が！

◉三カ月で七キログラム減らせて、体調も上々（神奈川県・Nさん・四一歳）

もともと太めだった腹がますます立派になってきて、気にしていました。

テレビ通販で有名になったエクササイズ「ビリーズブートキャンプ」のＤＶＤを購入し、「入隊」して頑張ったこともありました。「こんなに筋肉がついた！」と喜んだのもつかの間、忙しい日が続くと、いつのまにか「除隊」して体形はまた元に戻ってしまいました。

私は、身長一七四センチメートル、当時の体重は八二キログラムです。

食事は、朝食をとらなかったものの、一〇時くらいになると間食、そのあと、昼食時にはラーメンや牛丼などの大盛を食べ、さらに、三時におやつ、七時くらいに肉まんなどと間食を多くとり、家に帰ると遅い夕食を食べていました。

「腹が減るのは、摂取カロリーが足りないのだろう」と考え、おやつには五〇〇キロカロリーもあるクリームメロンパンなどを食べていたのですから、腹が出てくるのも止むを得なかったのかもしれません。

でも、いつも空腹を感じていたので、私にしてみれば当然の食生活でした。

仕事で安全基金に出入りしている私は、小若さんから「空腹感はミネラルで起きている。天然ダシで空腹感は抑えられる」と、聞いたことのない新説で天然ダシを勧められても、半信半疑で、煮え切らない返事をするばかりでした。

ところが、ベルトの穴がさらに一つ移動して腹囲が九三センチ、体重八四キログラムになったので、「腹を決めて」使うことにしました。二〇〇八年の一二月半ばのことです。

私自身が半信半疑だから、料理をする妻が信じられないのは当たり前ですよね。顆粒ダシを、液体の天然ダシに替えても、料理に入れたり入れなかったりでした。

一カ月は大きな変化がありませんでしたが、体重は一キログラム減っていました。

ところが一月の終わりから、妻が料理に天然ダシをどんどん使い始めました。「どうも成績も上がるらしい」と私から聞いて、半信半疑とはいえ、受験を控えた娘のために使ってみようという気持ちになったのです。

二月に入ってからは、毎朝、天然ダシを入れた味噌汁を飲むようになりました。

すると、一〇時になっても腹が減りません。昼になっても、ひどい空腹感を感じないので大盛を食べることもなくなり、おにぎり二つで充分になりました。さらに、夜、家に帰るまで、食べずに過ごせるようになったのです。

一〇時、三時、七時の間食が抜けて摂取カロリーは大きく減ったので、体重が減り始めました。それまで、なかなか切れなかった八〇キログラムを切ることができました。

夕食は、「おかず少なめに、ご飯を茶碗で二杯」が通常だったのですが、小さめのお茶碗一杯のご飯と天然ダシ入りの味噌汁、そしておかずを多めにとるようになりました。

「体重を減らすため」と無理したのでなく、その量で満足できるようになったのです。

二月の終わりごろになると、さらに体重がどんどん減って、ついに七七キログラム。天然ダシを使い始めて三カ月で七キログラムも減りました。

体調もよくなり、朝はギリギリまで寝ていた以前と違って、すっきり寝覚めます。以前

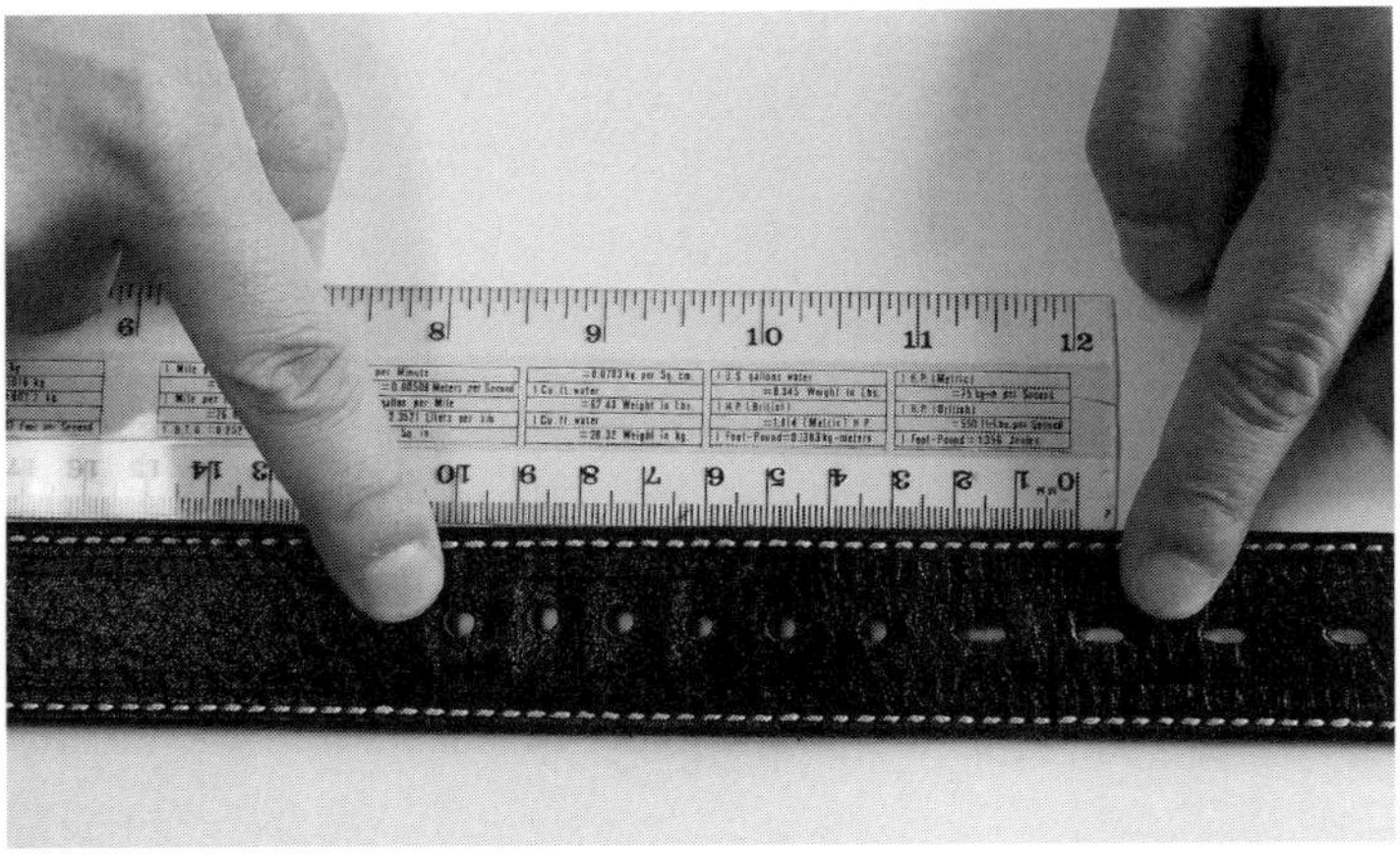

体重で7キロ、腹囲で10センチ、スリムになったNさんのベルト

は口内炎に悩まされていましたが、いつのまにか口内炎を忘れてしまっていました。

小六の娘は、彼女の平均的な偏差値より四〜五も高い私立中学を受験するので、無理かと思っていましたが、合格しました。試験当日も天然ダシを味噌汁に入れて飲ませたら、受かってしまったから感激です。

「身体がミネラル不足になると、空腹感が出てくる」という小若さんの言葉どおりの体験を私はしています。なぜ、ここまで効果があるのか、いまだに半信半疑ですが、おいしいし、便利ですから、天然ダシを使い続けています。

体重は七七キロから変わらなくなりましたが、ウエストはさらに細くなり、最大の時期から比べるとベルトは一〇センチも短くなりました。

【コメント】娘さんに続いて、Nさんの奥さんは、ある国家試験に首席で合格した。Nさんから「言うな」と言われているので資格名は書けないが、彼の家庭はいいこと続きのようだ。

それはともかく、Nさんに会うたびに、スリムな身体つきになって、体重がどんどん私に近づいてくる。私は体重が増えていたので、追い抜かれてしまった。ちょうど還暦祝いの同期会の通知が届いたので、それに合わせて、私も天然ダシとジョギングでダイエットすることにし、六月初めに七八キロだったのを八月中旬に七三キロまで減らした。

今はNさんよりスリムだが、彼にまた抜かれるようなことがあったら、また抜き返すつもりだ。その自信があるのは、四年ほど前、五カ月で一〇キロのダイエットに成功しているからで、空腹感が湧くと、天然ダシをお茶に数滴入れて飲み、ミネラルを補給して空腹感を抑え、間食をとらないようにするわけだ。そうすれば、ジョギングしている距離を少し伸ばすだけで、月に二キロの減量は楽にできる。

◉劇的に改善した糖尿病の男性患者

糖尿病がもとで緑内障や白内障になり、失明寸前になった患者さんが、東北本線・自治医大駅の近くにある回生眼科院に全国から集まってきます。

院長の山口康三医師は日本綜合医学会の副会長で、いい食材を少量食べる「少食」で病気を治す「甲田療法」を継承し、治らないはずの緑内障でも実績を挙げているからです。

朝食を抜き、甘いものや肉を控え、腹八分の少食を実践するのは、一般人には難しいのですが、失明寸前の人は実践するので、症状が驚くほど改善します。

ところが、言うことを聞かないで多く食べる男性の患者さんがいて、山口医師を悩ませていました。

そこで、山口医師は天然ダシをその患者さんに渡すと、一カ月ほどで糖尿病が劇的に改善したのです。


【コメント】私が山口医師に「天然ダシをモニターに使ってください」とお願いしておいたら、この改善例が出てきた。

糖尿病には亜鉛とバナジウムとクロムがかかわっていると、鈴鹿医療科学大学の桜井弘教授が発表し、「糖尿病を金属の力で治す」と講演している。

天然ダシには、亜鉛とバナジウムとクロムが含まれている。この三つのミネラルを同時に補給できる天然ダシで、糖尿病がよくなったり、糖尿病の予備軍から脱出できる人がこれから続々と出てくるに違いない。

第8章

食べなきゃ、危険！

――あなたもできるミネラル補給

効果をあげるミネラル補給術

◉症状をもっとよくできる方法がある

ミネラル補給のモニター調査と、天然ダシを愛用している『食品と暮らしの安全』読者の情報で、ミネラルが不足している人にミネラルを補給すれば、さまざまな症状がよくなるケースがあることは、前章までで明確になったと思う。

ただ、私たちは、天然ダシだけを用いて調査してきた。液体だから即効性はあるが、油の成分中に多いミネラルをとれないのが弱点で、万全ではない可能性が残っている。

じつは、天然ダシでは効果を出すことができなかった症状や病気でも、ミネラル不足が原因なら、効果をあげられるミネラル補給法のあることが明らかになっている。

◉天才の「舌」を頼りにして

私たちがミネラル不足問題に取り組みはじめたのは、一〇年前に弓田亨氏（「イル・プルー・シュル・ラ・セーヌ」オーナー・パティシエ）から「日本の食べ物はミネラル不足で力がない」とうかがってからである。

当時、有機食品ならいいとだけ考えていた私は、著名な有機農家の食材を弓田氏に食べていただいた。すると「味に力がないからミネラル不足」と指摘された。そう言われて、私ももう一度食べてみると、たしかに味が薄い。

弓田氏が「ミネラルたっぷり」というオリーブ油を検査すると、一〇〇グラム中に鉄が〇・一ミリグラム、亜鉛が〇・二ミリグラム、銅が〇・〇五ミリグラム含まれていた。

ところが、食品成分表のエキストラバージン・オリーブ油はそれらすべての値が「〇《ゼロ》」となっているのだ。つまり、弓田氏はミネラルの有無を天才的な味覚で判断したのだ。

そういうこともあって私は、弓田氏の天才的な「舌」を指針にしながら、食品のミネラル不足問題に取り組んできた。

◉「ルネサンスいりこサプリメント」

弓田氏はそのころミネラルだけでなく、その他の栄養も豊富な食事の作り方を示す本を作りはじめていた。

弓田氏が主宰する料理教室の先生が料理を試作するのだが、先生の娘さんが難病の潰瘍性大腸炎にかかって入院してしまった。ところが、医師は食事にはまったく関心を示さない。そこで先生が試作中の料理法を用いた食事を入院先に運んでいたら、病が快癒に向かい、退院することができた。現在は普通の人並みに回復し、娘さんは元気に仕事をしている。

本は『ごはんとおかずのルネサンス』（イル・プルー・シュル・ラ・セーヌ企画）と題して出版され、多くの人から、治らなかった病気がよくなった、といった感謝の手紙が届くことになった。

そんなとき、講習会で「料理ができない息子が離れて暮らしているのですが、何を食べさせたらいいですか」と聞かれたのだ。

その質問に応えるべく、弓田氏は、さまざまな栄養素が不足している人が健康で元気になれるように、煮干ベースのクッキーの開発に取り組んだ。そして、五年後に完成したのが「ルネサンスいりこサプリメント」だ。これを企画段階から一日に二枚、食べ続けているわれわれのスタッフは、六〇歳を超えたが「人生で、今が一番体調がいい」と言う。たしかに非常に元気だし、色が白くなって肌のつやもよくなった。

また、自殺未遂を繰り返していた友人のおじさんに食べてもらったら、自殺願望がなくなった。天然ダシでも不安感の減った人が現れたので、こういう作用もあるらしい。

弓田氏が出した最新著『失われし食と日本人の尊厳』（イル・プルー・シュル・ラ・セーヌ企画）に、そのクッキーを食べ続けたら、さまざまな症状が消えた人の実例が紹介されている。

本書で述べた天然ダシのモニター結果と共通している症状は、身体に活力が出て元気になった、基礎体温が上昇した、風邪をひきにくくなった、肩こりが解消した、肌がすべすべになった、口内炎ができなくなった、アトピー性皮膚炎が改善した、ジンマシンが改善した……などである。

「いりこサプリメント」だけにあった効果は、便秘の解消、髪の毛が増える、生理不順・子宮内膜症の改善、潰瘍性大腸炎が快癒、甲状腺ホルモン亢進症が改善……などである。

このクッキーの原材料は、小麦粉、オリーブオイル、味噌、アーモンド、チーズ、ハチミツ、ライ麦、松の実、くるみ、ドライいちじく、ごま、いりこ、ごま油、カツオ節、食塩、ナツメグ（ニクズクの種子で香味料の一種）、シナモンで、ヨーロッパ産の最高級ものが多く用いられている。

天然ダシとの大きな違いは、油の豊富な種実類を多く使っていることで、こんな食品を多くの人が食べるようになれば、もっと多くの病気や症状も、未然に防ぐことができるようになっていくだろう。

このクッキーは、三〇袋六〇個入りで九九七五円（税込）。

【問い合わせ先】ＴＥＬ〇三―三四七六―五一九五　ＦＡＸ〇三―三四七六―三七七二

家庭でできるミネラル補給法

◉「かけるだけ」「混ぜるだけ」

本書では、ミネラル補給の方法として、煮干し、あご（飛び魚）、昆布を低温で煮出した液体ダシ（「無添加白だし」）を、料理にもかけたり混ぜたりすることを中心として心身の不調にどのような変化がみられるかを観察してきた。「かけるだけ」「混ぜるだけ」で心身に変化が出たことは、根本的な食生活の改善を目指す上で大きなヒントになっている。

ミネラルを補うモニター調査でさまざまな方々の話をうかがう中で、心身に不調があったり、わが子の問題で疲労困憊して、毎日の食事を作ることが負担になっている方の現状を目の当たりにしてきた。こうした方にも「かけるだけ、混ぜるだけ」の方法は、すぐに実践しやすく、また成果がみられることは、本書に登場している体験談が物語っている。

これらの成果は、煮干し、あご（飛び魚）、昆布を煮出したダシで微量ミネラルを補充できたためと考えられる。より多くの方に、ミネラル補給を実践いただくため、家庭でも簡単にダシをとる方法を紹介したい。

自家製天然ダシの作り方

材料

水	…1ℓ
煮干・あご・昆布などの粉末	…40g
塩	…19g
酢	…大さじ1

本格だしの場合

煮干	…24匹
あご	…8匹
昆布	…4×8cm

※一晩冷蔵庫内で水につけたものを煮出す。

1

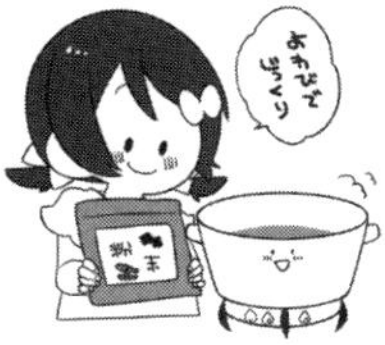

鍋に煮干・あご・昆布などの粉末、水を入れ、弱火（75度以下）で30分煮る。

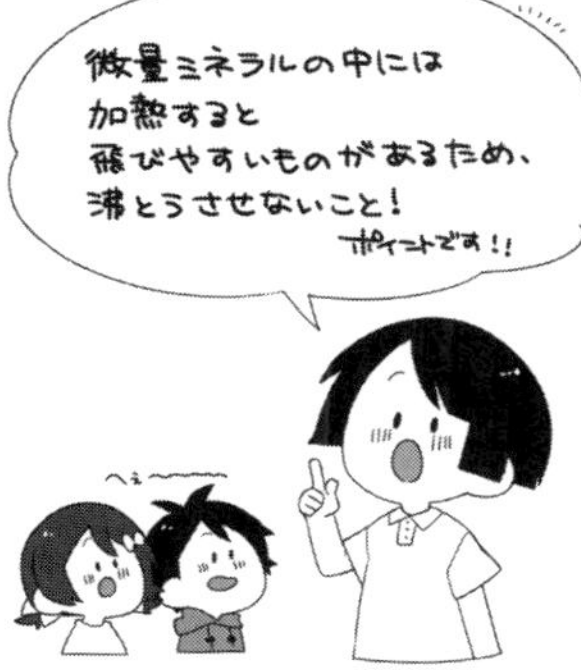
微量ミネラルの中には加熱すると飛びやすいものがあるため、沸とうさせないこと！
ポイントです！！
へぇ〜〜

2

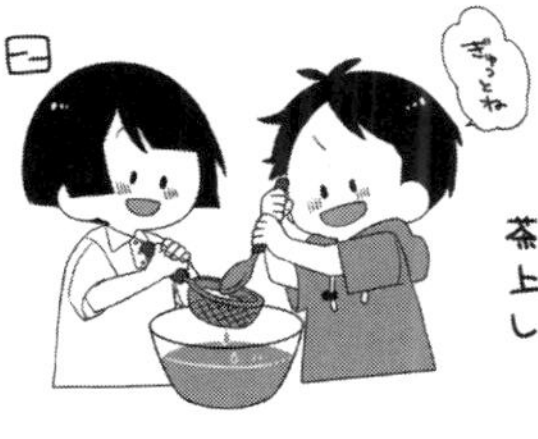

茶こしで1をこし、上に残ったダシもしっかりしぼる。

3

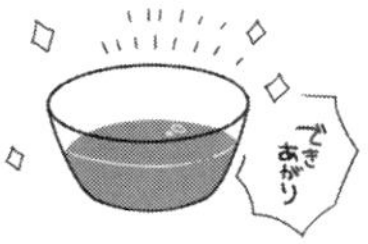

最後に塩と酢を入れて完成。

4

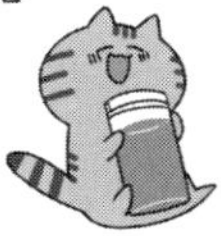

容器にうつし、冷蔵庫で保存。一週間以内に使い切るようにしよう！

◉二段階で長期的なミネラル補給

長期的に確実なミネラル補給を続けていくためは、どのようにしたらよいだろうか。ミネラルは、できるだけ幅広い食材から、多種類を摂取することが望ましいので、ミネラルを多く含む食材を使った健全な食卓づくりが習慣化することがいいのだが、ミネラル不足で心身に不調を抱えている状態では、なかなか実践できないのが現状だ。

そこで、本書の体験談をヒントに、どなたでもすぐに実践していける二段階のミネラル補給法を提案する。

最初の第一ステップでは、これまでの食生活のまま、ミネラルを多く含む天然ダシなどを、料理にかけたりする方法をとっていく。

この段階でも、さまざまな症状の改善がみられる。特に、味覚が正常化していくことが多い。味覚が正常化してくると、これまで食べられなかった野菜や魚など、ミネラル豊富な食材を無理なく食べられるようになっていく。

そこで、幅広い食材から、健全な食卓づくりを目指していくのが、第二ステップとなる。

この方法で、かなりの偏食、ミネラル不足の状態から、長期的に確実なミネラル補給が習慣化し、「始める前の不調が思い出せないくらい調子が良い」といった感想も聞かれるまでになる。それぞれのステップのポイントを挙げていこう。

◉ミネラル補給第一ステップのポイント

①ダシを「かける・混ぜる」でフル活用

ミネラルを含む食材の中でも、ダシ類はその含有量が多いのはもちろん、食事にも思わぬアクセントになることで、簡単にミネラル補給を始めることができる。

家庭でダシをとるときは、煮干と昆布を主体にしよう。煮干とカツオ節のミネラル含有量を比較すると百グラム当たり、カルシウムはカツオ節二八ミリグラムに対して煮干は二二〇〇ミリグラム、マグネシウムはカツオ節七〇ミリグラムに対して煮干二三〇ミリグラム、鉄はカツオ節五・五ミリグラムに対して煮干一八ミリグラムと、煮干の含有量の多さに驚く。

これはカツオ節が製造工程で二時間煮出すことなどの要因によるもので、カツオ節を使う場合は、煮干や昆布を主体にしながら加えるようにするのがお勧めだ。

また、ダシがらは捨てずに刻んで具材にして使おう。煮干、あご、昆布を煮出した「無添加白だし三合わせ」のミネラルの定量検査を行なうと、一〇〇グラム中にカルシウムが一九ミリグラム、マグネシウムが四七ミリグラム、鉄が〇・二ミリグラム、亜鉛が〇・二ミリグラムと含有量はそれほど多くないことがわかった。主要ミネラルも補うためにダシの素材もそのまま食べることを勧めている。

家庭でダシをとる習慣がない場合でも、確実に摂取するために、煮干、あご、昆布を粉状にして、料理に「かけるだけ」「混ぜるだけ」も勧めている。

これらのダシを、自宅のミルミキサーで粉砕して使うか、それぞれに粉状になって販売している粉ダシを、好みで混ぜて使ってもよい。

混ぜるとき、昆布粉が多いと粘りが強く出すぎてしまうため、昆布粉の割合は少なめにするのがコツ。煮干粉、あご粉、昆布粉を、それぞれ六対三対一の割合にすると使いやすい。

自分で粉砕するのがたいへんな場合には、市販のものでも代用できる。その場合、裏の表示を見て、素材以外の旨み成分や化学調味料を使っていないものを選ぶようにしよう。

(株)安全すたいるの「天然だし調味粉」は、煮干し、あご、昆布の粉末を混合している。このようなダシ粉末を、ダシとして使うほか、さまざまな料理に、「かける・混ぜる」活用法をご紹介しよう。

・納豆や、ソース、ケチャップに混ぜて使う
・ラーメンやカレーなどに混ぜる
・あおさ海苔、ゴマとあわせてふりかけに
・酢とオイル、粒マスタードてドレッシングに

②主食の見直し

ダシのフル活用と同時に、最初のステップでお勧めしているのが主食の見直しだ。

保育園で、朝食に食べたものを聞くと、「ガム！」「チョコ」「クリームパン」とお菓子や菓子パンと答える子どもたちが少なくないという。主食に、米飯、特にミネラルを含む雑穀や分つき米、玄米を混ぜることは案外取り組みやすい。

③良質なオイルを「かける・混ぜる」

てんぷら油やサラダ油は、すべてが精製油で、ミネラルが含まれていない。

また、油は私たちの細胞膜の主成分でもあるため、第一ステップでは非精製の油を使うことも勧めている。

一般的には、低温圧搾のエクストラバージンオリーブオイル、ゴマ油は非精製油が多い。これらの良質な油を、毎食少しずつ「かける・混ぜる」ことで、ミネラル補給の成果が早く出るようになっている。

子どもたちには、味噌にダシ粉末とオイルを混ぜ込んだ「ミネラルアップ味噌」が人気だ。ダシ粉末とオリーブオイルと味噌を、それぞれ一対一対三の割合で混ぜ、お湯で溶けば、ミネラルとオイルもたっぷりの即席味噌スープになる。ぜひお試しいただきたい。

◉「ママスペシャルスープ」で相乗効果

これまで、ミネラル補給を通じて関わってきた親子の中に、子どもが順調に改善に向かっていく中、途中で回復のペースが落ちたり、前の状態に戻ったりするのがみられることがあった。

そのときに気づいたのが、母親のミネラル補給量が、子どもの症状に関係していることだった。母親は、子どものためにと一生懸命に、「かける・混ぜる」ミネラル補給第一ステップに取り組むのだが、自分自身のことはないがしろになっていることがあるのだ。

子どものミネラル補給と同時に、母親も意識して取り組んでもらうことで、イライラがおさまり、子どもへの関わり方にゆとりが出てくると、相乗効果で子どもの改善を後押しできるようになる。

母親が無理なく実践していける方法として、第一ステップの食材を一杯のマグカップに入れて飲む「ママスペシャルスープ」を提案するようになってから、「これを一杯飲むと、夕方まで疲れ知らず」「笑顔で子どもと接することができるようになった」という嬉しい声が数多く寄せられている。

母親の笑顔は何よりも子どもの心を満たす栄養となる。母親を笑顔にさせる「ママスペシャルスープ」で、多くの親子にミネラル補給の成果を実感していただきたい。

ママスペシャルスープの作り方

材料

- ダシ粉末
- そば粉
- エクストラバージン
  オリーブオイル …各大さじ1
- 自家製天然ダシ

酢 …小さじ1/2
お湯 …250cc

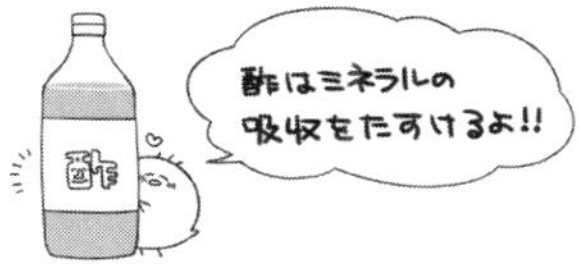

1

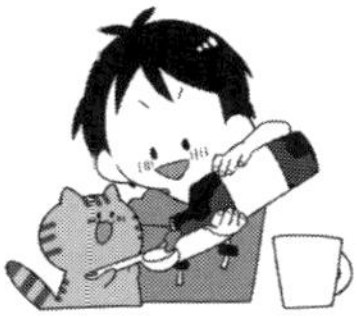

オリーブオイルを
マグカップに
入れる。

二

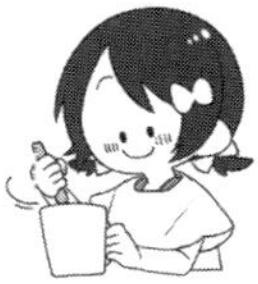

そば粉をたして
よく混ぜる。

三

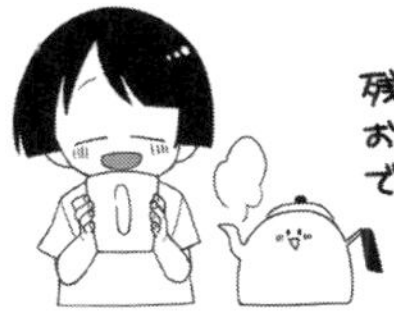

残りの材料を加え
お湯を注いで
できあがり。

ミネラルふりかけの作り方

材料

- ダシ粉末
- ゴマ …各大さじ5
- あおさ粉

しょうゆ …大さじ2
酢 …大さじ1
塩 …小さじ1/3

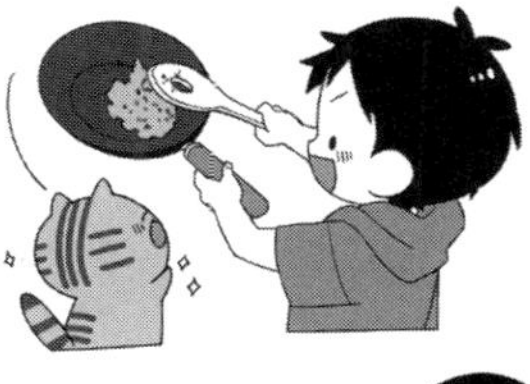

材料を軽く炒って
水気を飛ばす。

おにぎりにまぜても
そのまま食べても
おいしいよ。

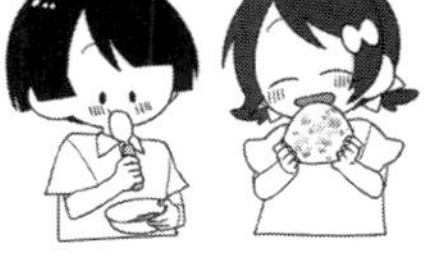

◉第二ステップで健全な食卓づくり

第一ステップで、手軽に、しかし確実にミネラル補給を始めると、抱えていた症状に改善が見られ、食の力、ミネラル補給の成果を体感しながら味覚が正常化していく方が多い。

そこで、第二ステップでは、さらに幅広い食材を使って、健全な食卓づくりを習慣化し、長期的にミネラル補給を続けて、心身の健康を維持していく段階へ移る。

①ミネラル豊富な食材料

まずは、丸ごと全体食を基本にしよう。頭から丸ごと食べられる小魚や、サバ・サンマ・イワシ缶詰、海藻類には海のミネラルが豊富に含まれる。

また、新しい生命を誕生させる種子類、豆類にもミネラルが豊富に含まれている上に、栄養素を丸ごと食べることができる。木の実もバランスがよく、良質の脂質含有量が多いので油溶性のミネラル補給に最適だ。細かく砕いたナッツ類やゴマ、きな粉を食事やデザートにトッピングしたり、料理の下ごしらえに混ぜ込むと、手軽にミネラル豊富な食材を使うことができる。

子どものおやつは、三食で補えないミネラルを補給する食事の一部。市販の菓子選びには、アーモンドや小魚を使ったもの、ナッツやきな粉、小豆を使ったものを選ぶようにしよう。

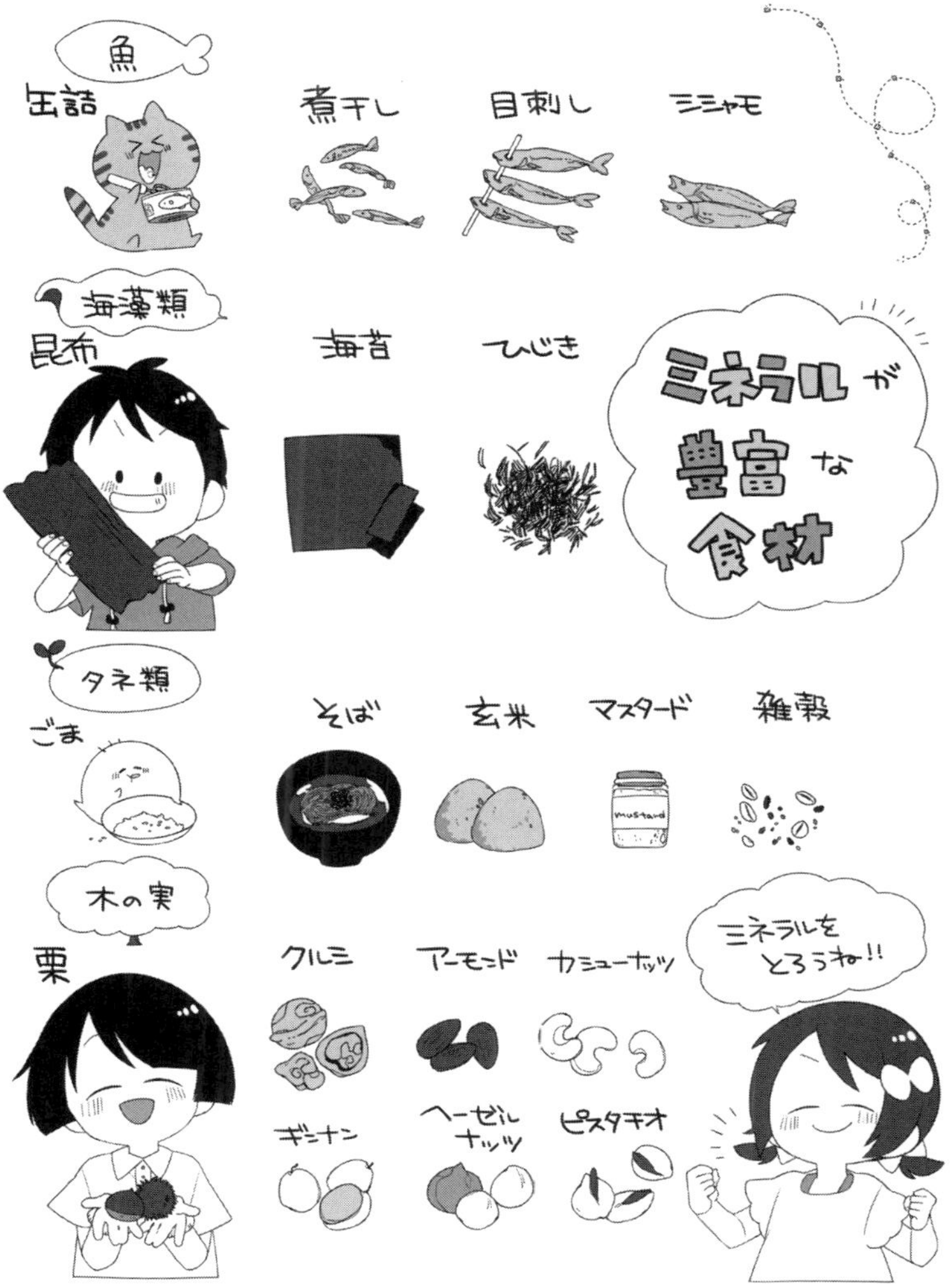
ミネラルが
豊富な
食材
魚
缶詰
煮干し
目刺し
シシャモ
海藻類
昆布
海苔
ひじき
タネ類
ごま
そば
玄米
マスタード
mustard
雑穀
木の実
栗
クルミ
アーモンド
カシューナッツ
ギンナン
ヘーゼルナッツ
ピスタチオ
ミネラルを
とろうね!!

②ミネラルを逃さない調理法

ミネラル豊富な食材を使うことと同時に、家庭での調理でもミネラルを逃さないように心がけよう。

加工食品における水煮食品でミネラルが失われるように、家庭でも、ゆで汁を捨てる下ゆでやあく抜きは、ミネラルを捨てることになってしまう。現代は食材自体にビタミンやミネラルが少なく、あくも少なくなっているので、成分を抜かない調理法を勧めている。

たとえば、十割蕎麦のゆで汁にダシを入れ、味付けをしてゆで汁ごと食べる「煮込み蕎麦」は、蕎麦の栄養をすべてとることができる。鍋ひとつで調理が済む上に、ミネラルを逃さずとることができるので、多くの方に実践いただいている。

また、野菜の皮もミネラルが豊富なので、野菜はよく洗った後は、皮ごと使おう。

たとえば、けんちん汁を作るとき、人参、大根を皮ごと使い、ゴボウはあく抜きをせず、里芋のぬめり取り、こんにゃくの下ゆでもしないで作ってみていただきたい。滋味深い味わいに驚かれるだろう。

また、酢や梅干し、レモン汁などのクエン酸を一緒に使うと、ミネラルの吸収量が多くなる。煮干や昆布を酢に漬けておき、漬けておいた酢も、酢につけた煮干や昆布も一緒に調理に使うと、さらにミネラルの吸収率が高くなる。

煮込みそばの作り方

材料(3～4人分)

そば …250g
水 …1.5ℓ
煮干し …10g 昆布 …5×10cm
しょうゆ …大さじ2 酒 …大さじ1 塩 …小さじ1/2
エクストラバージンオリーブオイル …小さじ1×人数分
きざみ海苔・ゴマ …適量

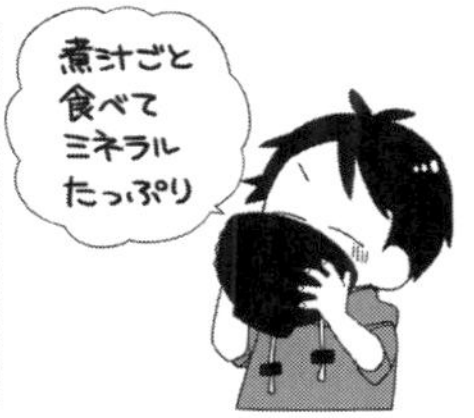
煮汁ごと
食べて
ミネラル
たっぷり

1

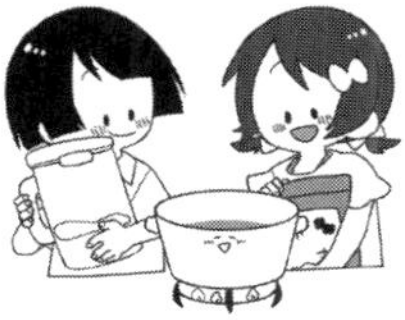

鍋に水と煮干し、
昆布を入れて
火にかける。

2

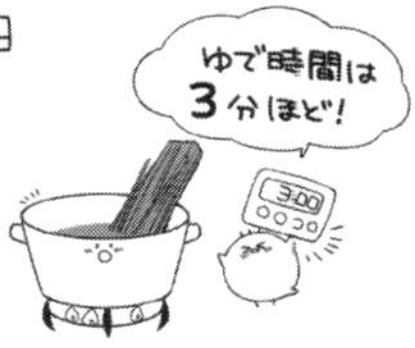
ゆで時間は
3分ほど!
3:00

1の鍋にそばを入れてゆで、
しょうゆ、酒、塩で
味をととのえる。

3

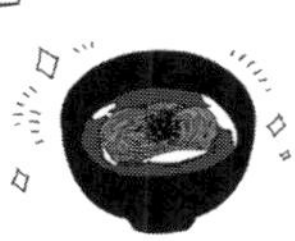

器に盛り、オイルをかけ
海苔、ゴマをたっぷりのせて
できあがり。

にんじんのミネラルしりしりの作り方

材料(3～4人分)

にんじん …200g
素焼きナッツ …70g
卵 …1個
ゴマ …大さじ2
ゴマ油 …適量

調味液

しょうゆ …大さじ1
酢 …大さじ1
酒 …大さじ2
ダシ粉末 …大さじ2

1

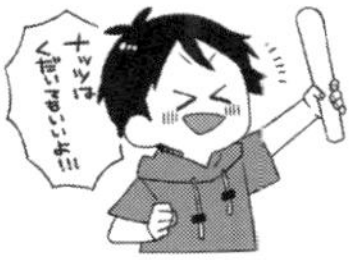

にんじんは千切りに、
ナッツは細かく刻む。

2

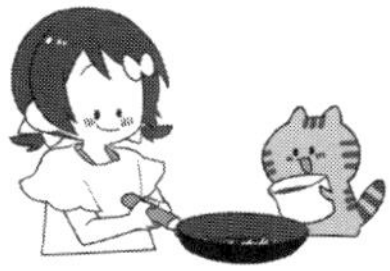

フライパンにゴマ油をしき、
にんじんとナッツ、
調味液を加え炒める。

3

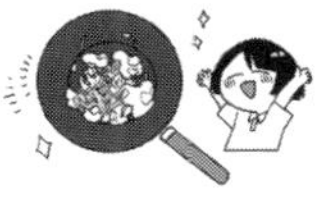

最後に卵を溶いて
まわし入れ、
ゴマを加えてできあがり。

◉蕎麦食療法

マグネシウム不足の症状のひとつに抑うつ症が挙げられる（『栄養学の基本がわかる図解事典』中村丁次・監修、成美堂）。また、鉄の不足は、疲れやすくなり、頭痛も起こる、とある（『新・基礎栄養学』吉田勉ほか編、医歯薬出版）。さらに文部科学省の「元素周期表」では、カルシウム、マグネシウムの左斜め上にあるリチウムの説明に「躁うつ病治療薬」とある。

そこで、蕎麦でマグネシウムと鉄を、海苔でミネラル全般を、天然ダシでリチウムをとるモニター調査を行なったところ、三人の躁うつ病の方に劇的な改善がみられた。「気持ちの切り替えができるようになった」「気分の落ち込み、イライラが減った」「便秘も解消した」「外出が楽しくなった」「やる気、積極性が増した」などの数多くの体験談が寄せられ、更年期障害による「うつ病双極性Ⅱ型」の五〇代女性は、調子が良くなり、カウンセリングも卒業したとの報告が届いた。

偏食がひどく、白米しか食べない子どもが、蕎麦粉を一緒に炊く「蕎麦粉ご飯」は白米と見た目が変わらず食べることができ、徐々に偏食や感覚過敏が緩和していった、という体験も寄せられている。

◉食事記録をつけて確実な成果を

第一ステップ、第二ステップを通じて、最初の一カ月は、記録用紙をつけながらミネラル補給を続けることが、症状の改善につながる鍵となっている。

記録用紙には、毎日の食事内容と、ミネラルやオイルの摂取量、体温、排便の有無、その日の気分などを記入していく。

日々、記入することで、「とれているつもりでとれていなかった」ミネラル摂取が一目でわかるようになり、今の食生活でいかにミネラルを補うか、無理なく続けていけるとり方を各家庭で見つけていくことができるようになっていく。

また、症状の改善がみられはじめても、すぐに改善した状態に慣れていきがちだ。一週間前、二週間前の記録用紙を眺めてみると、現地点との違いが明確になり、客観的に食の取り組みを続けていくことができるようになる。手帳でも、メモ用紙でもよいので、ぜひ記録をつけながら取り組んでいただきたい。

特に、子どものミネラル補給に取り組む際には、この記録用紙がさらに効果を発揮する。毎日の食事と子どもの姿を記入することで、食事と子どもの姿が深く関係していることに気づき、子どもとの関わりの面でも新しい気づきを得ながら、ミネラル補給を軸に、とりたい食材、避けたい食材が明確になることで、食卓全体が大きく変容していくのだ。

◉サプリメントの落とし穴

本書を読んで、ミネラル補給にサプリメントを飲もうと思い始めている方がいらっしゃるかもしれない。しかし、弊害のほうが多いこともあるので注意が必要だ。

必須ミネラルは少なくとも四三種類あるので、仮に一〇種類のミネラルを含んだ「マルチミネラル」を飲んだとしても、必要なすべてのミネラルを摂取できるわけではない。

その上、過剰摂取の問題も出てくる。ミネラルの名前を見れば気づくが、クロム、セレンのように毒性が非常に強いものもあり、過剰摂取すると害が出てくる。

サプリメントの多くは錠剤なので、どのように溶けて、どのくらい吸収されるのかが、飲むときの条件によって大きく異なってしまう。

その上、リン酸塩の一種であるピロリン酸第二鉄を使っている商品もある。リン酸塩を含んでいるから、必要なミネラルの摂取が阻害されている可能性もあるのだ。

食事がままならず、どうしてもサプリメントが必要な場合には、専門の医療機関での指導のもと摂取することが望ましいと考えている。

まずは、家庭でできるミネラル補給を始めていただきたい。そして、幅広い食材から多種類のミネラルをしっかり補う健全な食卓づくりで、子どもたちの健やかな育ちと家族の笑顔を守っていかれることを心から願っている。

あとがき

「ある日、ビームをあびて、こうすけは生まれかわりました」

こうちゃんがミネラル補給後に描いた絵の中に、自分でこう書いているのを目にしたときの衝撃が今も鮮明に蘇ります。この絵を境に、こうちゃんは心身の落ち着きや意欲、気力の充実、自己評価の高まりと、次々に新しい一面を見せてくれました。

そして、多くのお子さんたちが抱える困難を軽くする可能性を、私たちに開かせてくれたのです。

「パニックがおさまった」「風邪をひかなくなった」「テストで初めて百点をとった」こんな報告が続き、経過を教えていただくためにお母さん方からお話をうかがうと、以前の状況や、話すことすらつらい体験や困難さを私に詳細に語ってくださったのです。

その苦悩が深かった分、お子さんに起きた変化はどんな小さなことでも大きな喜びだったのでしょう。「初めて見るわが子の姿なんです！」と声を弾ませて報告してくださるときの目の輝きが忘れられません。

お子さんたちも、「普通の人のお熱になったんだよ」「お鼻の粘膜強くなったんだ」「もう野菜だって食べられるもん！」と笑顔が溢れます。次々と自分の可能性を広げていく姿に、私の中にも嬉しさがこみあげてきました。

こうして出会ったお子さんの姿、お母さんのお話は細部にわたっているため、公表することに戸惑いがあったのですが、「きっと、以前の私たちのようにつらい思いをしているお母さんやお子さんが、まだたくさんいるはずです。私が体験したこと、この子に起きたことを、今もどこかで苦しんでいる親子の役に立ててほしい」というお母さんの言葉に励まされ、本書を書かせていただくことになりました。

今、つらい状況下でわが子と向き合っている親御さんにとって、同じ体験をされてきたお母さんたちの生の声がなによりのヒントとなってくれるのではないかと思います。

同時に大人の方からも「手足の冷えがなくなった」「皮膚がきれいになった」「リウマチが治った！」と、想像もしなかった体験談が続々と寄せられました。

今までの食事にミネラルを補給するだけなのに、子どもから大人まで、さまざまな変化が見られたことに当初はただ驚くばかりでした。

そのころから『食品と暮らしの安全』編集部により、現代の普通の食卓ではミネラル不足に陥ってしまうことが次々と解明され、対策が立てられるようになっていきました。

水煮食品から抜かれて不足しているミネラルを、食事で補うことで効果があるという「小若セオリー」が、ミネラル補給に明快な道筋を作っていきました。本書を参考に、病気で困っている方々に、食事で症状が緩和される喜びを体感していただきたいと思います。

本書の作成にあたり、事例の文章化においてご指導をいただいた石井慎二氏、構成について貴重なご意見をくださった豊田利男氏、発達障害に関してアドバイスをいただいた寺澤政彦氏、子どもの改善例を紹介くださった照井元先生に心より感謝申しあげます。

またモニター調査は「食品と暮らしの安全基金」の丸田晴江さんが担当し、中戸川貢氏に校閲をしていただきました。

二〇一〇年の発行以来、長きにわたってご支持いただいた読者のみなさんにあらためて御礼を申しあげますとともに、再び新装版というかたちで本書に新しい命が吹き込まれることを嬉しく思います。

多くの方の食卓に、ミネラル豊富な命ある食材が並び、家族の笑顔が広がった先に、ひとりひとりの子どもたちが、自分らしく輝き、健やかに未来に羽ばたいていくことを心から願っています。

二〇一八年一二月

国光 美佳

ミネラル補給の最新情報を知りたい方へ

鉄や亜鉛のように「食品成分表」に出ているミネラルは、健康問題と関連して、ときどき情報が出てきます。ところが、糖尿病に関連するバナジウムのような極微量ミネラルは、健康に関連する研究がほとんど行なわれず、それについての情報がどこにも出ていないのが現状です。

ですから、私たちのモニター調査結果は衝撃的でした。

これからも、私たちはミネラル問題を追究し、さまざまな病気のモニター調査も継続して行なっていきます。その結果は月刊『食品と暮らしの安全』で報告しますので、最新情報をお知りになりたい方は、ぜひご購読ください。

「食品と暮らしの安全基金」は1984年に市民団体「日本子孫基金」としてスタートし、2000年にNPO法人を取得。2004年に「東京弁護士会人権賞」を受賞。20周年を機に現在の名称に変更しました。

小若順一◉こわか・じゅんいち
NPO法人「食品と暮らしの安全基金」代表。1950年、岡山県生まれ。1984年に「日本子孫基金」を設立、ポストハーベスト農薬の全容解明など、食品の安全を守る活動の第一人者。月刊誌『食品と暮らしの安全』誌上に連載し、大反響を巻き起こした「ミネラル・キャンペーン」の集大成が本書である。

国光美佳◉くにみつ・みか
大妻女子大学家政学部児童学科卒業後、幼稚園、学童保育所に勤務。女子栄養大学「栄養と料理一般講座」を修了。NPO法人「食品と暮らしの安全基金」勤務を経て、「子どもの心と健康を守る会」を設立。発達障害、低体温、うつ症状、睡眠障害などのミネラル補給による改善例の発信、および食生活と心のケアの両面からの家庭教育相談、ミネラル補給法などの講演活動を展開している。監修書に『奇跡の食育②』（美健ガイド社）がある。
子どもの心と健康を守る会HP
https://www.mineral-heart.com

＊本書は2010年に三五館から発行された『食べなきゃ、危険！』の新装版です。

食べなきゃ、危険！ 新装版

二〇一九年　二月　三日　初版発行
二〇二〇年　八月　二五日　四刷発行

著　者　小若順一・国光美佳
　　　　食品と暮らしの安全基金
発行者　中野長武
発行所　株式会社三五館《さんごかん》シンシャ
　　　　〒101-0052
　　　　東京都千代田区神田小川町2-8　進盛ビル5F
　　　　電話　03-6674-8710
　　　　http://www.sangokan.com/
発　売　フォレスト出版株式会社
　　　　〒162-0824
　　　　東京都新宿区揚場町2-18　白宝ビル5F
　　　　電話　03-5229-5750
　　　　https://www.forestpub.co.jp/
印刷・製本　モリモト印刷株式会社

ISBN978-4-86680-902-1
＊本書の内容に関するお問い合わせは発行元の三五館シンシャへお願いいたします。
定価はカバーに表示してあります。
乱丁・落丁本は小社負担にてお取り替えいたします。